氡的健康危害与辐射防护

主　编　丁库克　唐小哲　张　荔

顾　问　（以姓氏笔画为序）

王南萍　叶勇军　汤　彬　孙全富　肖德涛　张丰收　张永贵　邵春林　尚　兵　郭秋菊　葛良全

编　者　（以姓氏笔画为序）

丁立新　丁库克　马永忠　王　芬　王　岚　王　鑫　王广西　王玉文　王海涛　邓　君　毋跃文
邝仕壮　刘　瑶　刘淑媛　苏林梁　李小虎　张　宇　张　荔　张鸿燕　张雄杰　武云云　林　琳
郇立军　郑刘根　孟庆琳　赵晨杉　耿亚鑫　唐小哲
蒋晋生　程　伟　颜廷全

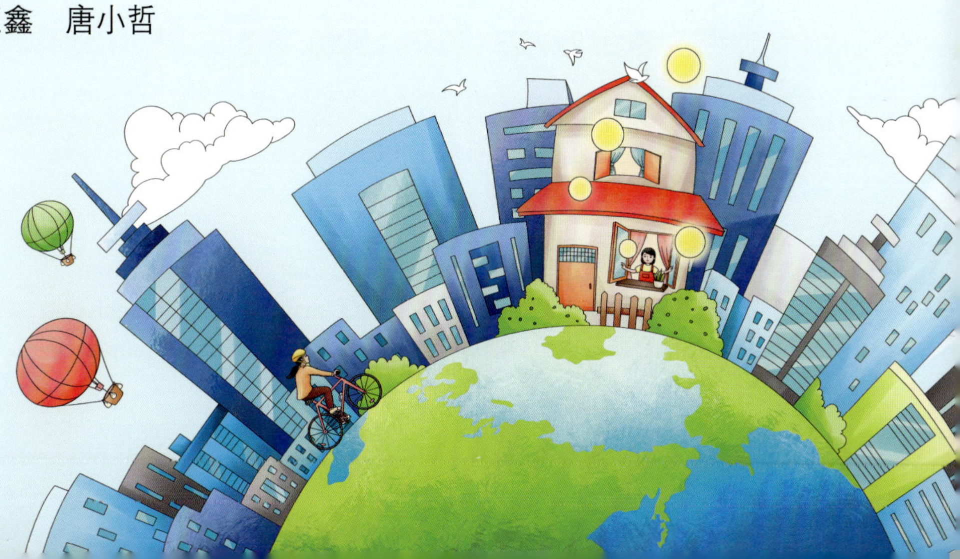

人民卫生出版社

·北　京·

图书在版编目（CIP）数据

氡的健康危害与辐射防护 / 丁库克，唐小哲，张荔主编. -- 北京 ：人民卫生出版社，2025. 10. -- ISBN 978-7-117-38736-1

Ⅰ. TL7

中国国家版本馆 CIP 数据核字第 20256QF847 号

人卫智网	www.ipmph.com	医学教育、学术、考试、健康，购书智慧智能综合服务平台
人卫官网	www.pmph.com	人卫官方资讯发布平台

氡的健康危害与辐射防护

Dong de Jiankang Weihai yu Fushe Fanghu

主　　编： 丁库克　唐小哲　张　荔
出版发行： 人民卫生出版社（中继线 010-59780011）
地　　址： 北京市朝阳区潘家园南里 19 号
邮　　编： 100021
E - mail： pmph @ pmph.com
购书热线： 010-59787592　010-59787584　010-65264830
印　　刷： 北京顶佳世纪印刷有限公司
经　　销： 新华书店
开　　本： 889 × 1194　1/12　**印张：** 7.5
字　　数： 123 千字
版　　次： 2025 年 10 月第 1 版
印　　次： 2025 年 11 月第 1 次印刷
标准书号： ISBN 978-7-117-38736-1
定　　价： 49.00 元
打击盗版举报电话：010-59787491　E-mail：WQ @ pmph.com
质量问题联系电话：010-59787234　E-mail：zhiliang @ pmph.com
数字融合服务电话：4001118166　E-mail：zengzhi @ pmph.com

序

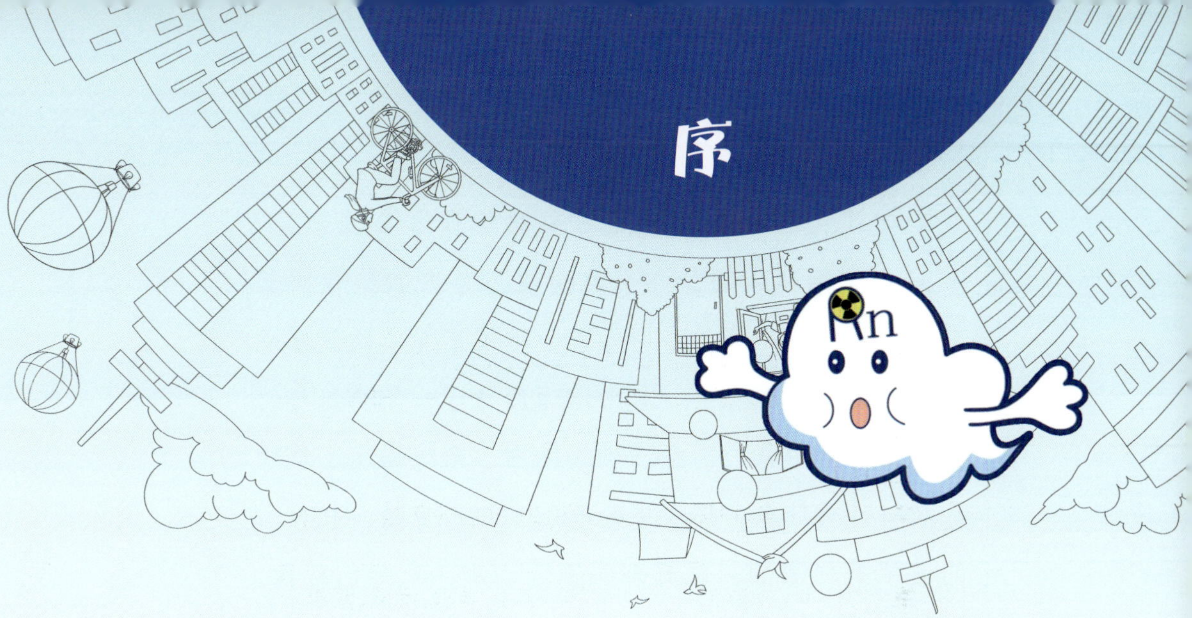

氡（主要是 ^{222}Rn 和 ^{220}Rn）是一种天然产生的惰性放射性气体，无色无味，广泛分布在岩石、土壤、水体、石油、建材及空气等介质中，且在人类生活的环境中无处不在、无时不在。世界卫生组织（World Health Organization，WHO）确认氡是 19 种最致癌的物质之一，是仅次于吸烟致人类肺癌的第二大诱因，并认为 3%~14% 的肺癌是由氡暴露引起。联合国原子辐射效应科学委员会（United Nations Scientific Committee on the Effects of Atomic Radiation，UNSCEAR）已经确认低水平的居室氡也会致肺癌。

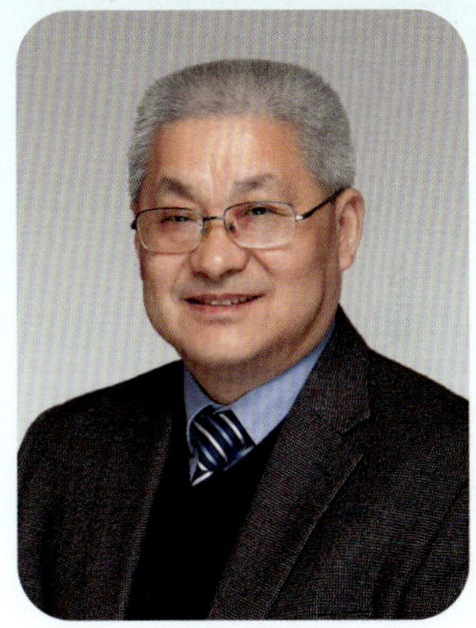

肖德涛

由于我国大规模开展基础建设和城镇化建设，以及新型墙体材料（尤其是利用粉煤灰渣等工业固体废物所生产的建材）的广泛应用，助推了我国居室环境氡（“室内氡”）水平逐年增高，目前我国“室内氡”浓度约为 20 世纪 90 年代的 3 倍。大量民用地下设施环境中的氡水平普遍较高，特别是人防工程、地下商业与健身等人员密集场所。此外，部分国防地下战略设施环境氡水平也较高。肺癌已是我国发病人数居第二位且死亡人数最多、发病增长率最快的癌症。上述情况说明，我国应高度重视环境氡对公众和职业人员的健康危害。

氡是影响人体健康的一大环境因素，但人们看不见它，摸不着它，也闻不到它，导致大多数人并不知晓它。虽然少数公众对氡的健康影响有所了解，但由于不全面掌握氡的基本知识，再加上少量媒体存在“夸大”报道，给一部分公众造成了一定的心理负担。因此，有必要让广大公众科学了解氡、正确认识氡，特别是氡的健康危害及其防控等常识。

为了更好地从防氡和控氡角度保护公众健康，中国辐射防护学会放射生态分会组织我国长期从事氡科学研究的专家学者，编写了《氡的健康危害与辐射防护》一书。本书以通俗易懂、简明扼要的语言，生动形象、寓意准确的插图，系统描述了氡的基本特性是什么，环境中的氡是如何产生的，氡对人的健康有何影响，氡有哪些测量方法，氡如何防控，以及氡有哪些有利应用等，是一本内容全面、易读易懂的优秀科普读物。

希望本书的出版能有助于广大公众，尤其是大、中、小学生了解氡的科普知识，提升公众对氡的防控意识，保护好自身健康，以实际行动践行好“健康中国”与“以人民健康为中心”先进理念，让氡的健康危害问题不再凸显。

2025 年 9 月

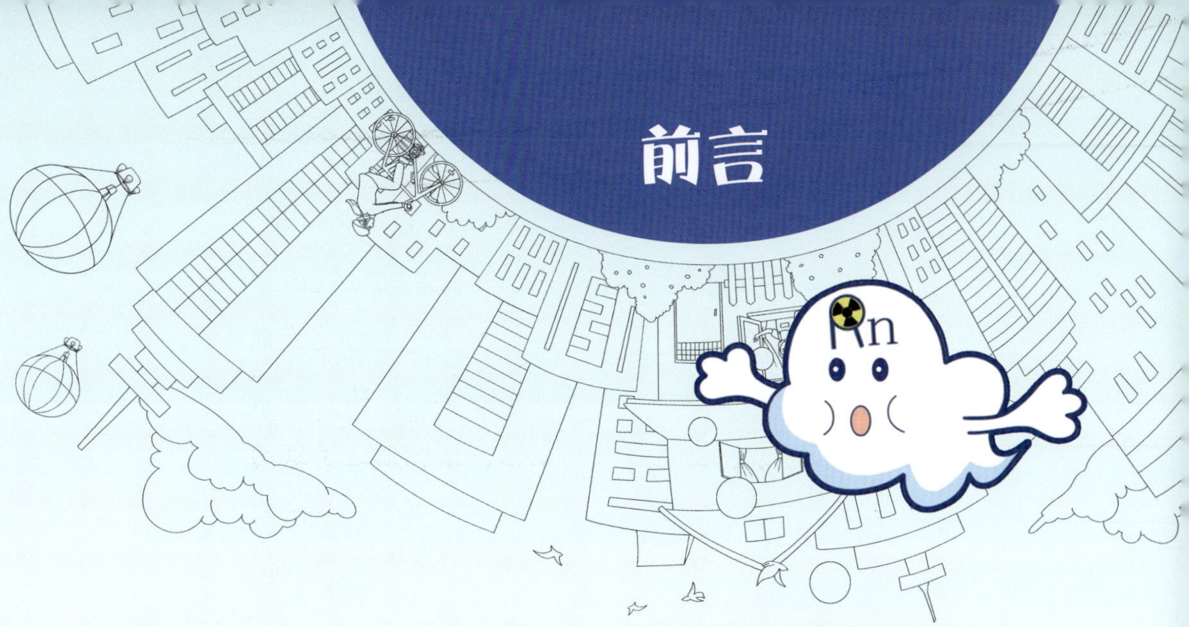

前言

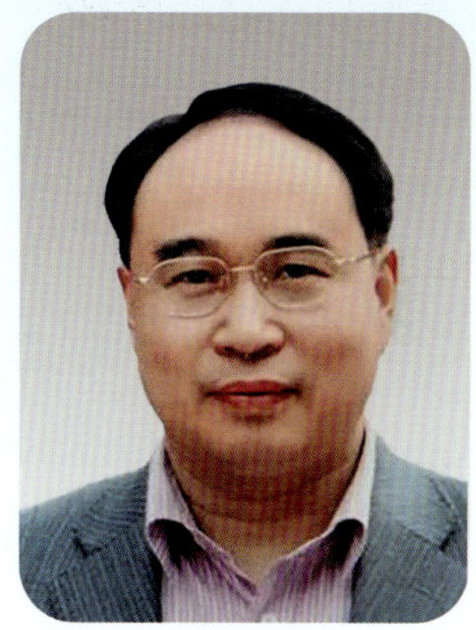

丁库克

在读大学时，我们核工程与核技术专业88621班在峨眉山一带开展氡检测等实习工作，正巧上级单位要拍摄一部氡教学片，需要我们班配合并积极参与，在带教老师的指导下我们顺利完成了拍摄教学片和专业实习等工作。尽管此事已经过去了34年，但我依然难忘，因为这是我和氡检测结缘的开端。

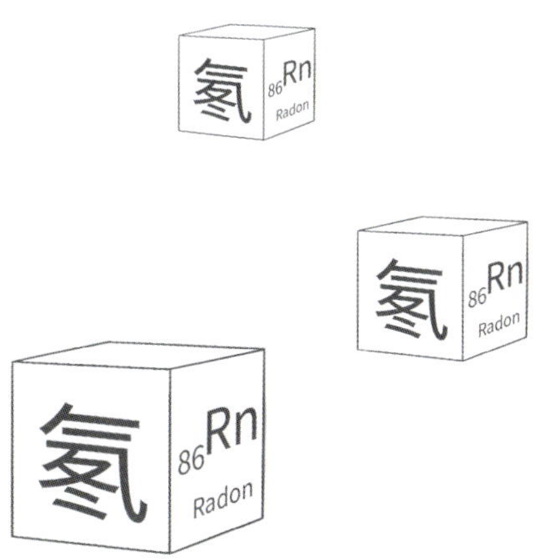

氡是一种常见的、无色无味的放射性气体，在我们周围环境中可谓是无处不在和无时不在，长时间接触对人体健康有危害，可致肺癌。不管是“室内氡”“矿山氡”“工程氡”，还是“大棚氡”，都是可测、可防和可控，因此，没有必要过度担心和恐惧。尽管公众对于氡的健康危害知晓率不高，但应告知大家，通风换气是对各类氡最有效、最廉价的防控措施之一。

本书共分五部分，通过文字和插图对氡的相关知识进行科普讲解，还精心邀请专家撰写寄语，希望广大读者能够关注氡、了解氡，另外，还推出了氡的卡通形象。此外，本书力求全方位、多角度地介绍氡的健康危害与辐射防护等相关内容。

在本书稿编写中，得到很多专家的指导和帮助，在此一并表达衷心的感谢！书中难免会存在不当或不妥之处，或有表述不准确或不到位的地方，敬请大家批评和指正！

2025 年 9 月

目录

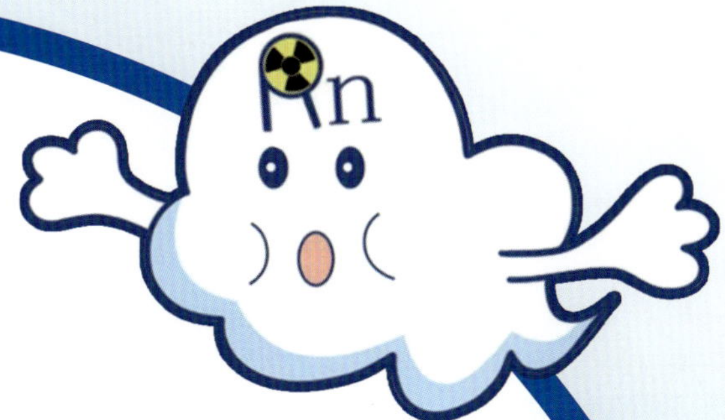

第一部分

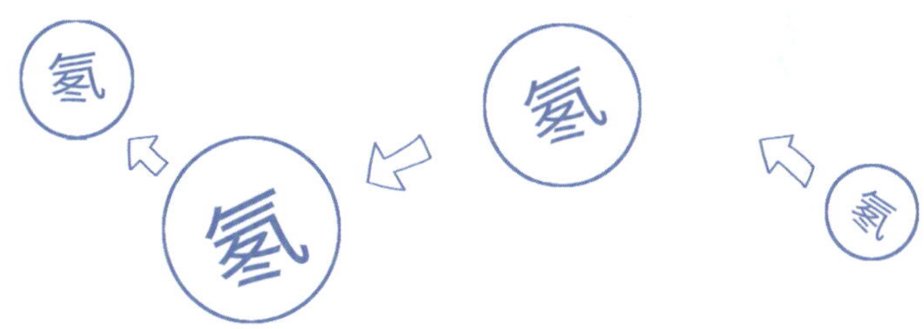

我们一起来识“氡”

氦的基本特性

1869 年俄国科学家门捷列夫发现了元素周期律。

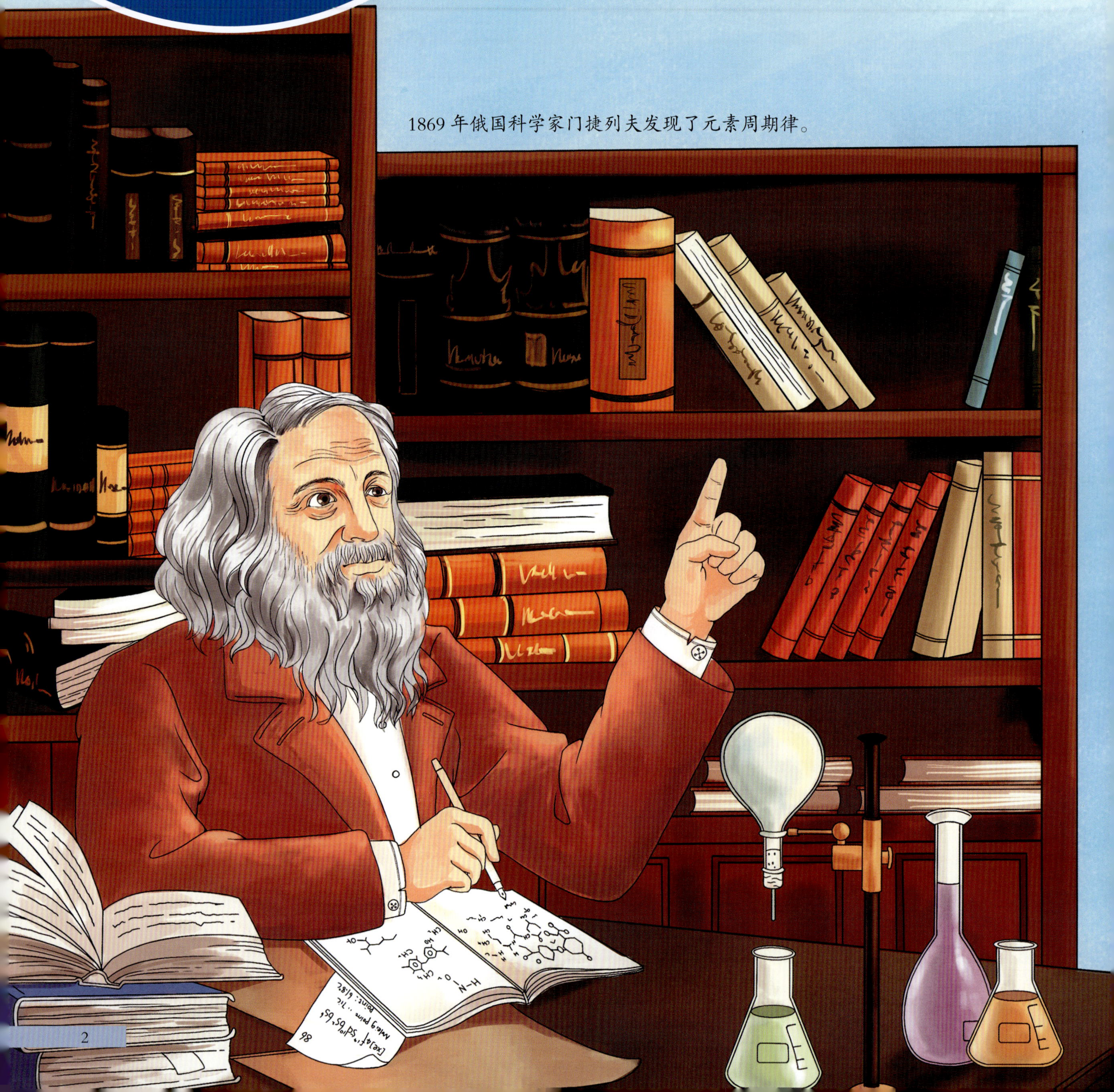

元素周期表

原子序数 — 92 U — 元素符号，红色指放射性元素

元素名称 注 * 的是人造元素 — 铀

$5f^36d^17s^2$ — 价层电子排布，括号指向可能的电子排布

238.0 — 相对原子质量（加括号的数据为该放射性元素半衰期最长同位素的质量数）

非金属元素　金属元素　过渡元素　稀有气体元素

周期	I A 1	II A 2	III B 3	IV B 4	V B 5	VI B 6	VII B 7	VIII 8	9	10	I B 11	II B 12	III A 13	IV A 14	V A 15	VI A 16	VII A 17	0 18	电子层	0族电子数
1	1 H 氢 $1s^1$ 1.008																	2 He 氦 $1s^2$ 4.003	K	2
2	3 Li 锂 $2s^1$ 6.941	4 Be 铍 $2s^2$ 9.012											5 B 硼 $2s^22p^1$ 10.81	6 C 碳 $2s^22p^2$ 12.01	7 N 氮 $2s^22p^3$ 14.01	8 O 氧 $2s^22p^4$ 16.00	9 F 氟 $2s^22p^5$ 19.00	10 Ne 氖 $2s^22p^6$ 20.18	L K	8 2
3	11 Na 钠 $3s^1$ 22.99	12 Mg 镁 $3s^2$ 24.31											13 Al 铝 $3s^23p^1$ 26.98	14 Si 硅 $3s^23p^2$ 28.09	15 P 磷 $3s^23p^3$ 30.97	16 S 硫 $3s^23p^4$ 32.06	17 Cl 氯 $3s^23p^5$ 35.45	18 Ar 氩 $3s^23p^6$ 39.95	M L K	8 8 2
4	19 K 钾 $4s^1$ 39.10	20 Ca 钙 $4s^2$ 40.08	21 Sc 钪 $3d^14s^2$ 44.96	22 Ti 钛 $3d^24s^2$ 47.87	23 V 钒 $3d^34s^2$ 50.94	24 Cr 铬 $3d^54s^1$ 52.00	25 Mn 锰 $3d^54s^2$ 54.94	26 Fe 铁 $3d^64s^2$ 55.85	27 Co 钴 $3d^74s^2$ 58.93	28 Ni 镍 $3d^84s^2$ 58.69	29 Cu 铜 $3d^{10}4s^1$ 63.55	30 Zn 锌 $3d^{10}4s^2$ 65.38	31 Ga 镓 $4s^24p^1$ 69.72	32 Ge 锗 $4s^24p^2$ 72.63	33 As 砷 $4s^24p^3$ 74.92	34 Se 硒 $4s^24p^4$ 78.96	35 Br 溴 $4s^24p^5$ 79.90	36 Kr 氪 $4s^24p^6$ 83.80	N M L K	8 18 8 2
5	37 Rb 铷 $5s^1$ 85.47	38 Sr 锶 $5s^2$ 87.62	39 Y 钇 $4d^15s^2$ 88.91	40 Zr 锆 $4d^25s^2$ 91.22	41 Nb 铌 $4d^45s^1$ 92.91	42 Mo 钼 $4d^55s^1$ 95.96	43 Tc 锝 $4d^55s^2$ [98]	44 Ru 钌 $4d^75s^1$ 101.1	45 Rh 铑 $4d^85s^1$ 102.9	46 Pd 钯 $4d^{10}$ 106.4	47 Ag 银 $4d^{10}5s^1$ 107.9	48 Cd 镉 $4d^{10}5s^2$ 112.4	49 In 铟 $5s^25p^1$ 114.8	50 Sn 锡 $5s^25p^2$ 118.7	51 Sb 锑 $5s^25p^3$ 121.8	52 Te 碲 $5s^25p^4$ 127.6	53 I 碘 $5s^25p^5$ 126.9	54 Xe 氙 $5s^25p^6$ 131.3	O N M L K	8 18 18 8 2
6	55 Cs 铯 $6s^1$ 132.9	56 Ba 钡 $6s^2$ 137.3	57~71 La~Lu 镧系	72 Hf 铪 $5d^26s^2$ 178.5	73 Ta 钽 $5d^36s^2$ 180.9	74 W 钨 $5d^46s^2$ 183.8	75 Re 铼 $5d^56s^2$ 186.2	76 Os 锇 $5d^66s^2$ 190.2	77 Ir 铱 $5d^76s^2$ 192.2	78 Pt 铂 $5d^96s^1$ 195.1	79 Au 金 $5d^{10}6s^1$ 197.0	80 Hg 汞 $5d^{10}6s^2$ 200.6	81 Tl 铊 $6s^26p^1$ 204.4	82 Pb 铅 $6s^26p^2$ 207.2	83 Bi 铋 $6s^26p^3$ 209.0	84 Po 钋 $6s^26p^4$ [209]	85 At 砹 $6s^26p^5$ [210]	86 Rn 氡 $6s^26p^6$ [222]	P O N M L K	8 18 32 18 8 2
7	87 Fr 钫 $7s^1$ [223]	88 Ra 镭 $7s^2$ [226]	89~103 Ac~Lr 锕系	104 Rf 𬬻 * $(6d^27s^2)$ [265]	105 Db 𬭊 * $(6d^37s^2)$ [268]	106 Sg 𬭳 * [271]	107 Bh 𬭛 * [270]	108 Hs 𬭶 * [277]	109 Mt 鿏 * [276]	110 Ds 𫟼 * [281]	111 Rg 𬬭 * [280]	112 Cn 鿔 * [285]	113 Nh 鿭 * [284]	114 Fl 𫓧 * [289]	115 Mc 镆 * [288]	116 Lv 𫟷 * [293]	117 Ts 鿬 * [294]	118 Og 鿫 * [294]	Q P O N M L K	8 18 32 32 18 8 2

氡是一种无色、无味的天然放射性气体。

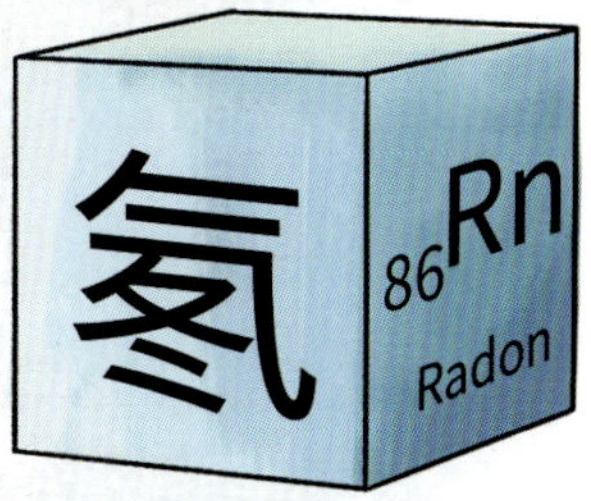

WHO

(World Health Organization)

世界卫生组织 (WHO) 确认氡是 19 种致癌物质之一，是仅次于吸烟致人类肺癌的第二大诱因。氡及其子体一旦被吸入体内，可沉积在呼吸道和肺泡组织表面，且还在不断衰变和释放 α 粒子。这种 α 粒子与物质作用可对气管、支气管和肺细胞造成持续性的电离辐射损伤。

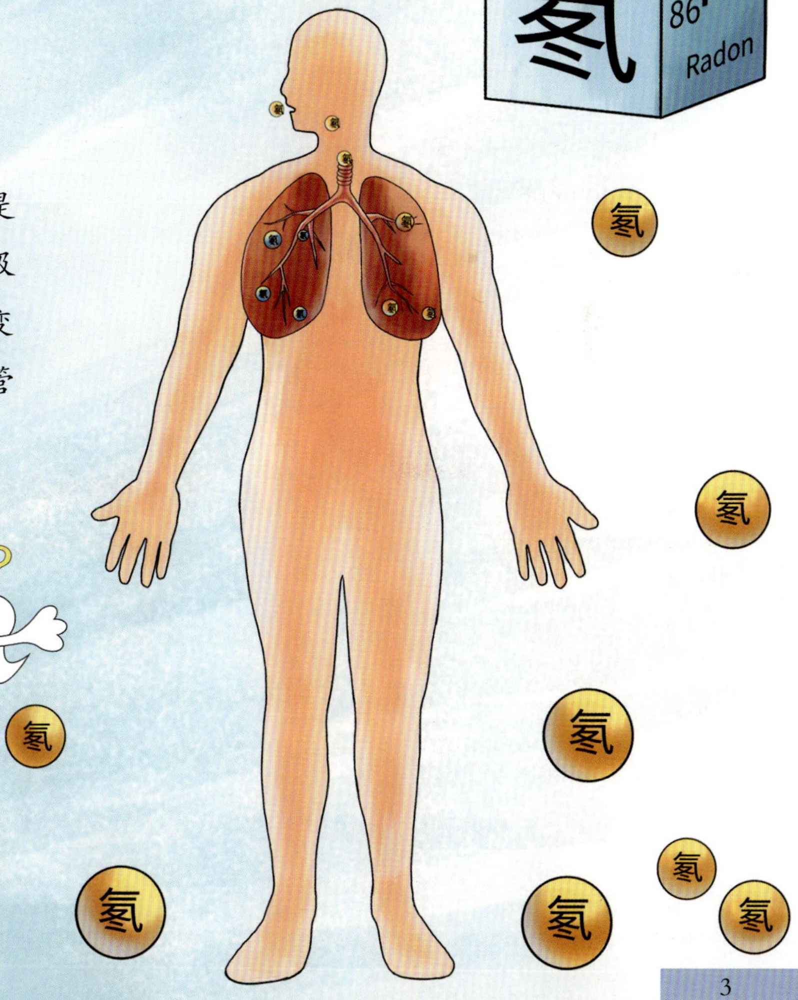

小贴示

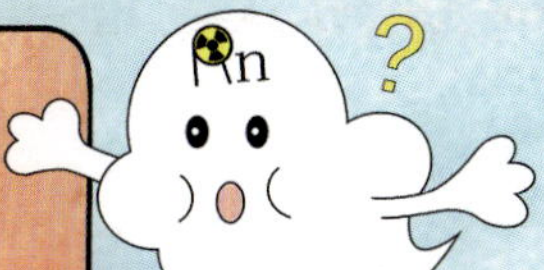

你知道吗?

氡是常温下密度最高的气体之一，单位体积的氡比空气重量大。

氡的无处不在及其主要由来

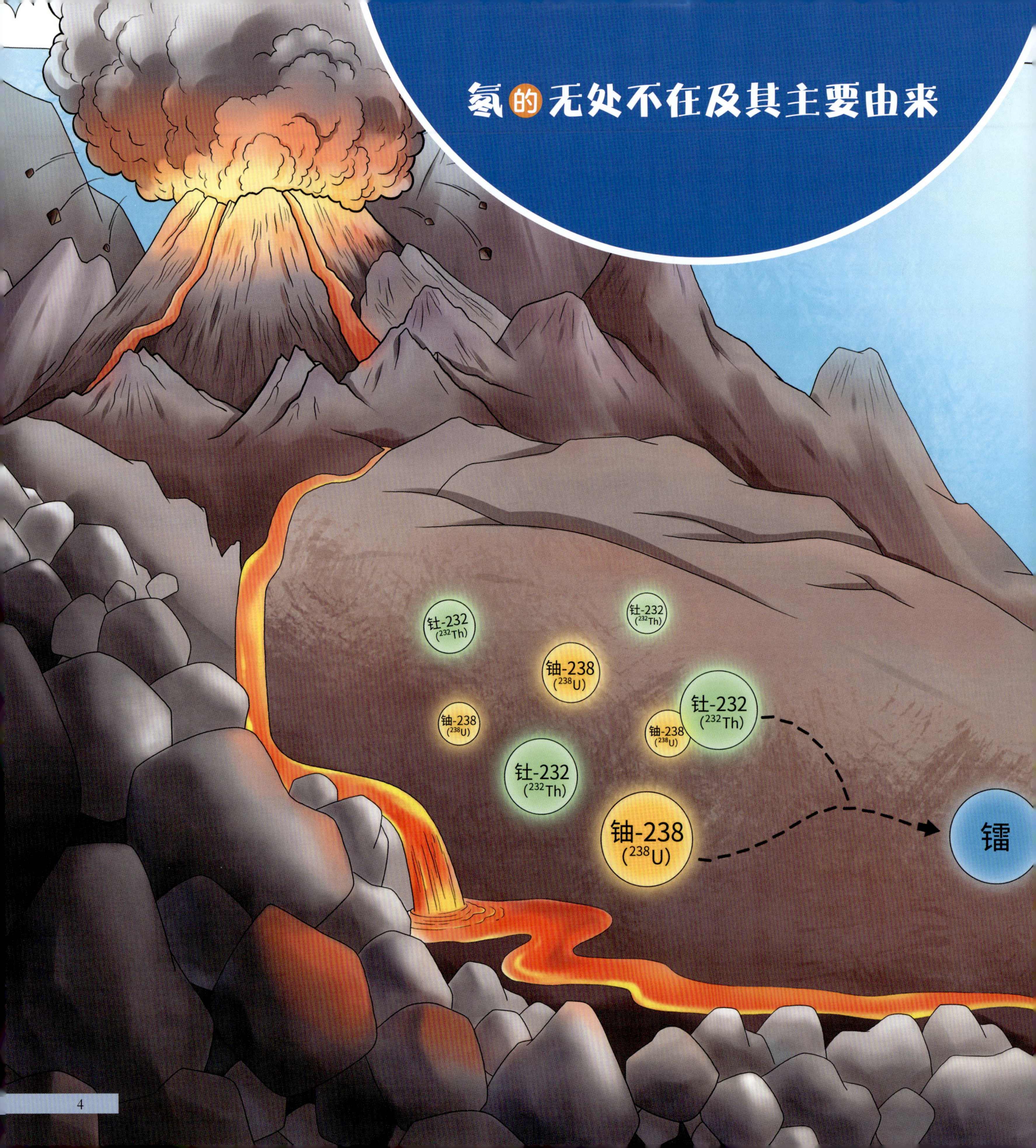

你知道吗？其实氡一直存在

现在科学认为，自地球形成距今约有46亿年，氡在地球上始终存在。

为什么难以比较现在地表上的氡和地球形成初期的氡量，

谁多谁少？

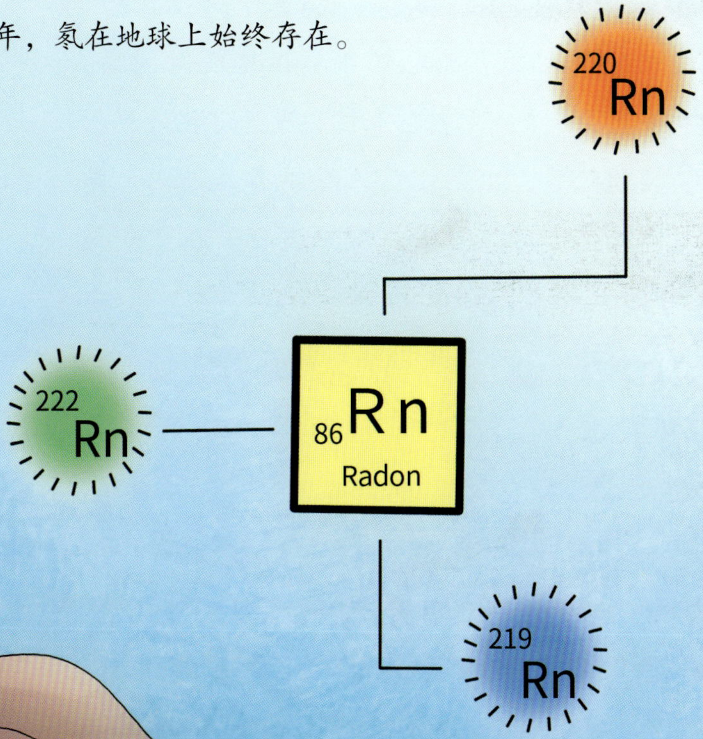

具体理由如下：

1. 氡各同位素的起始核素半衰期都较长（7亿~140亿年）。
2. 氡的半衰期较短（氡的主要天然核素是 ^{222}Rn、^{220}Rn 和 ^{219}Rn，它们的半衰期分别为3.82天、54.5秒和3.96秒）。
3. 当时地球上没有生命，也无人类出现，但那时会有频繁的火山喷发，从而导致地下氡的溢出。
4. 根据放射性衰变规律，氡与有关核素之间会达到一个放射性平衡，在地质环境条件不变的情况下氡的量变化很小。

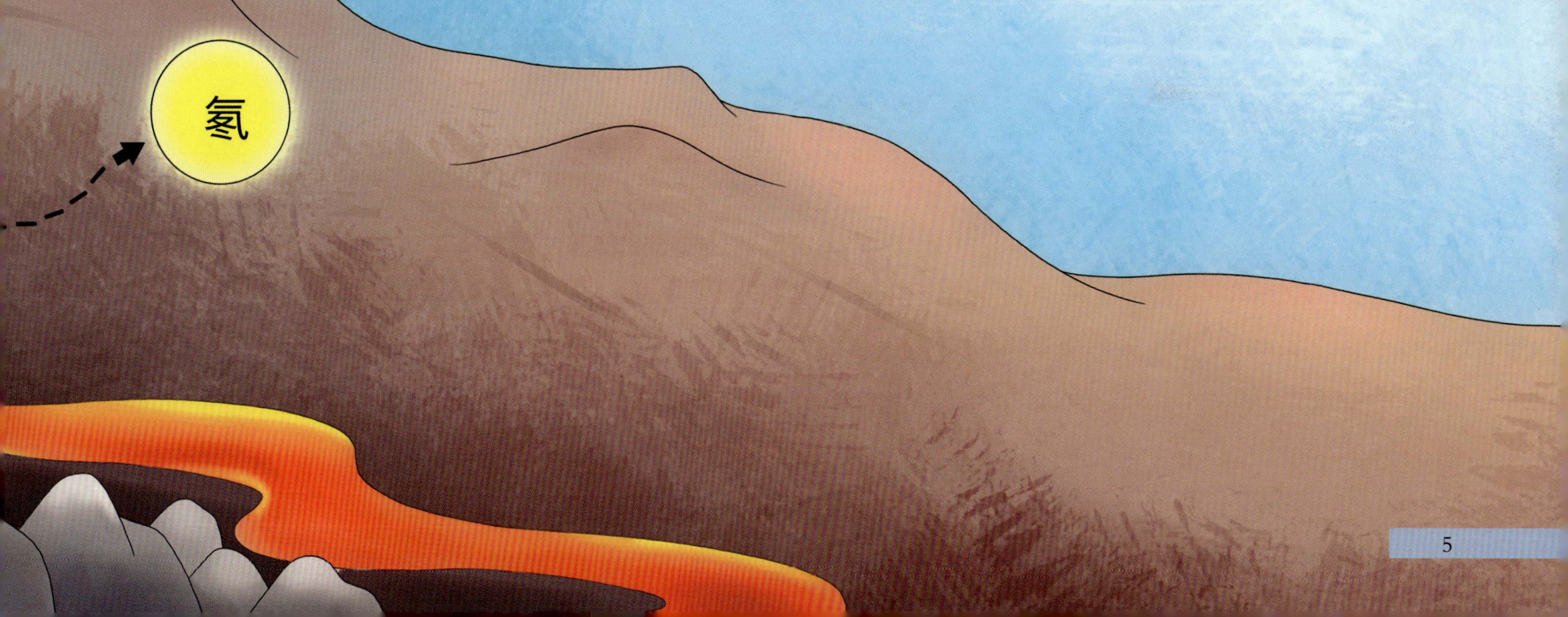

生命起源的时代

寒武纪时期

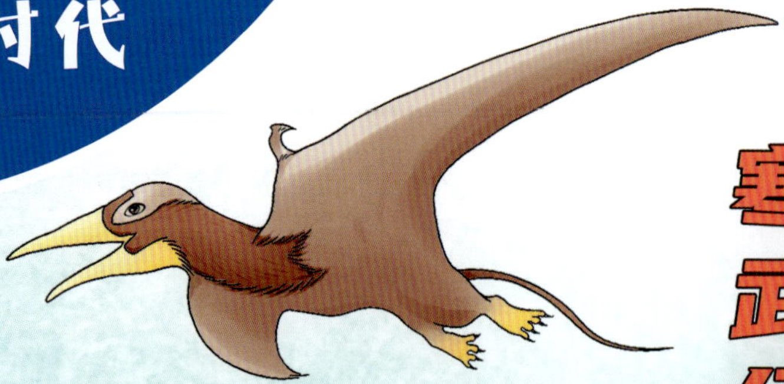

寒武纪距今大约有5.42亿年。在这段时间内，地球生物经历了一个从无机到有机的漫长演化过程。

生命起源之后，生物体是从海洋开始进化，并进入陆地，或在陆地爬行或在空中飞行。在生命起源时期，地表已有氮的存在。

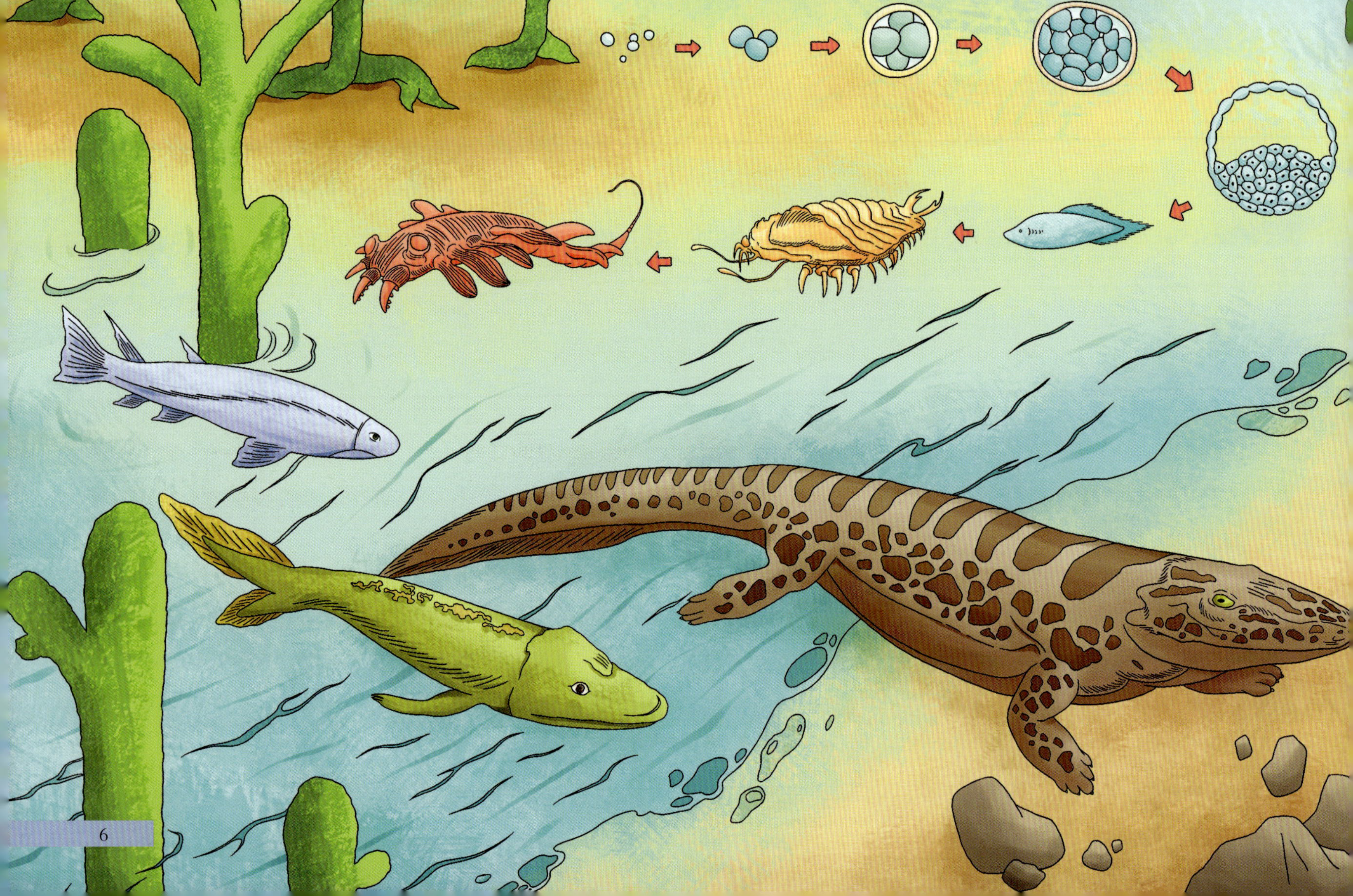

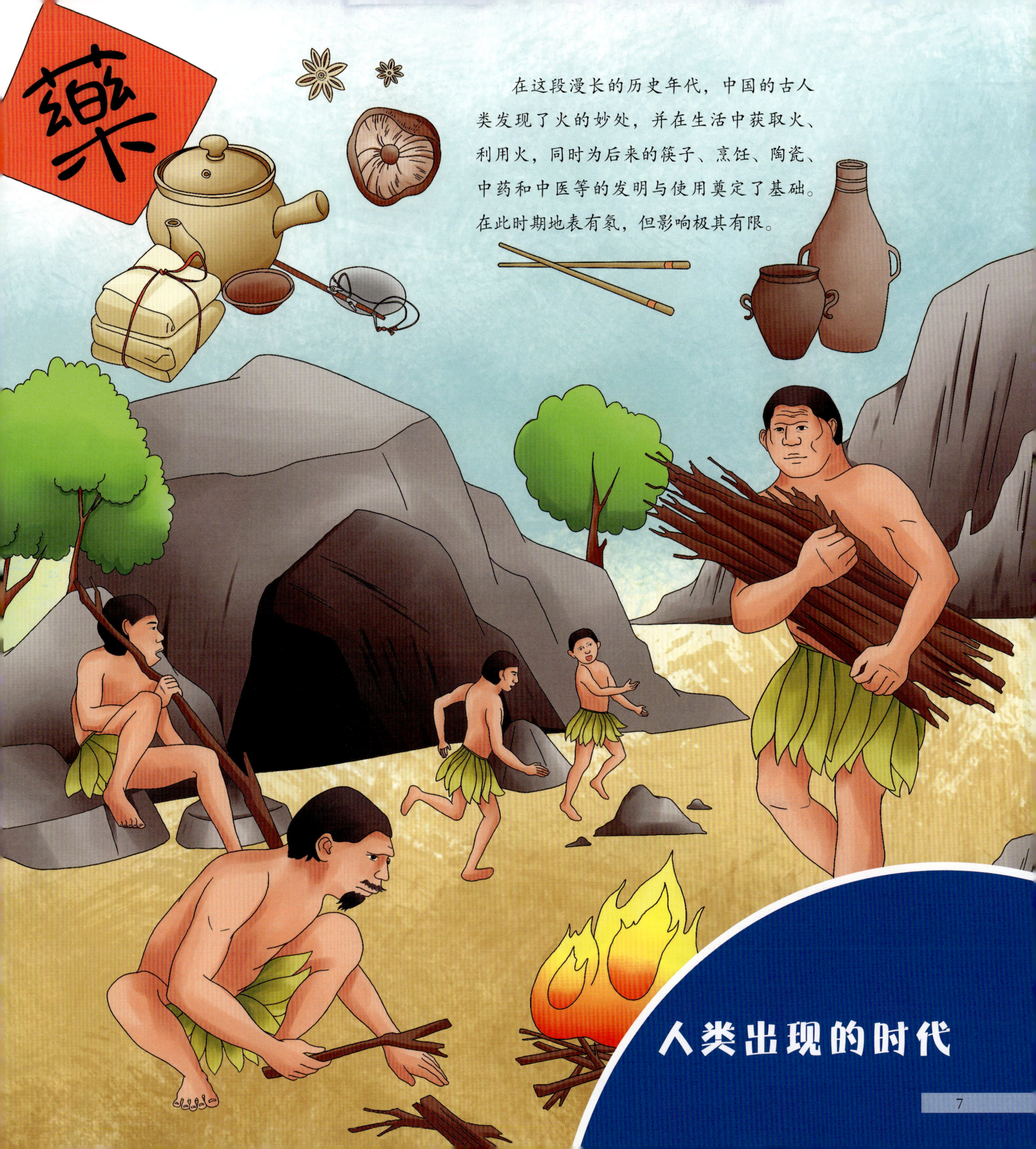

在这段漫长的历史年代，中国的古人类发现了火的妙处，并在生活中获取火、利用火，同时为后来的筷子、烹饪、陶瓷、中药和中医等的发明与使用奠定了基础。在此时期地表有氡，但影响极其有限。

人类出现的时代

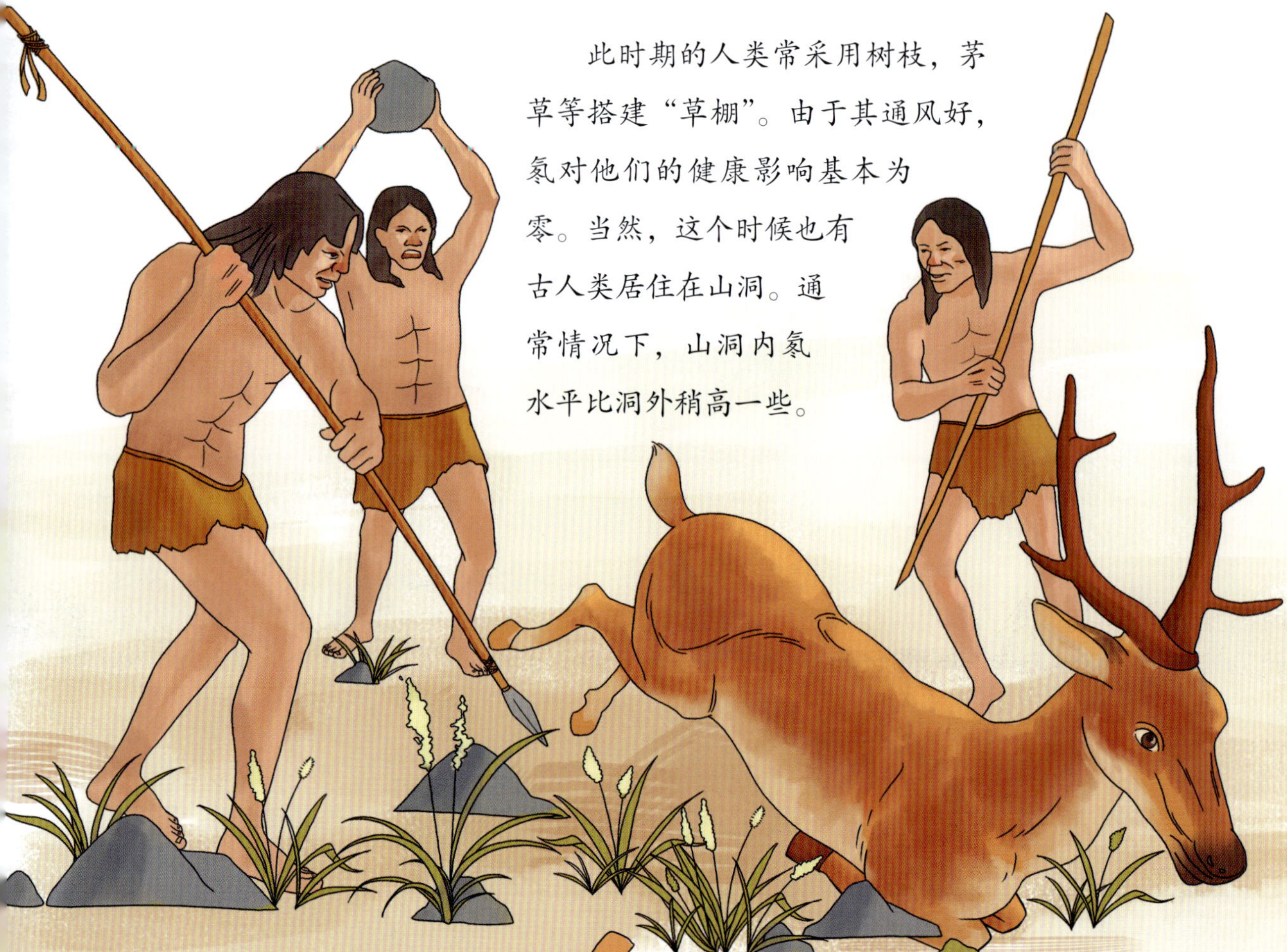

此时期的人类常采用树枝，茅草等搭建“草棚”。由于其通风好，氡对他们的健康影响基本为零。当然，这个时候也有古人类居住在山洞。通常情况下，山洞内氡水平比洞外稍高一些。

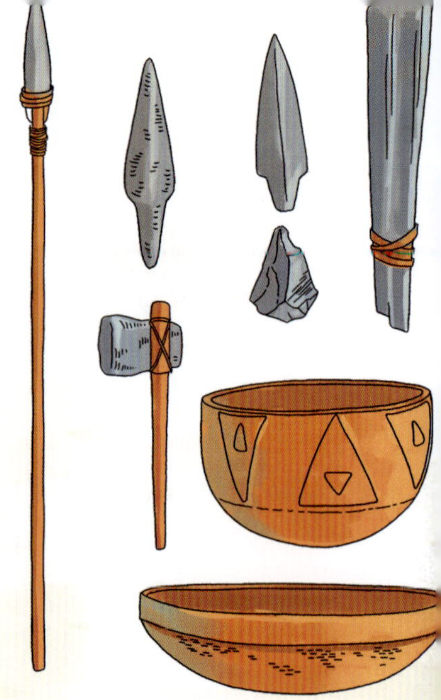

他们能够使用打制石器、木棒等工具，从事采集、狩猎等活动，学会了控制用火。

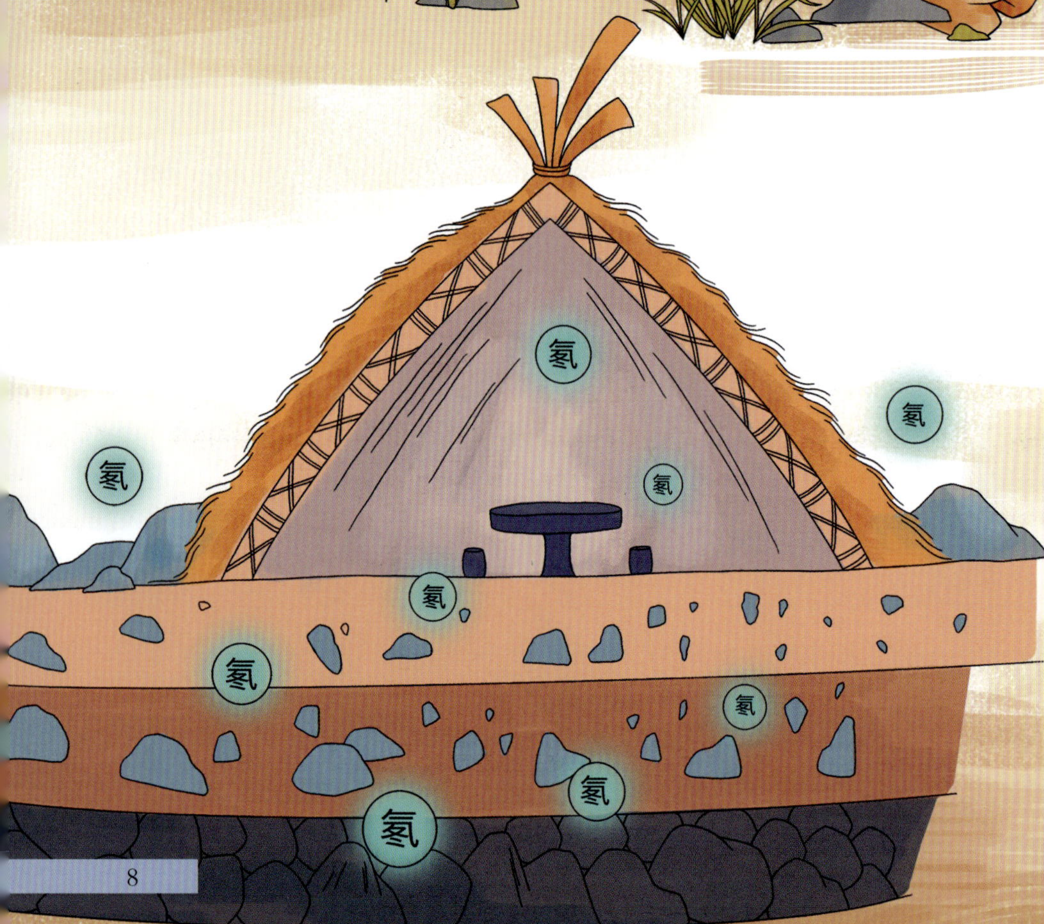

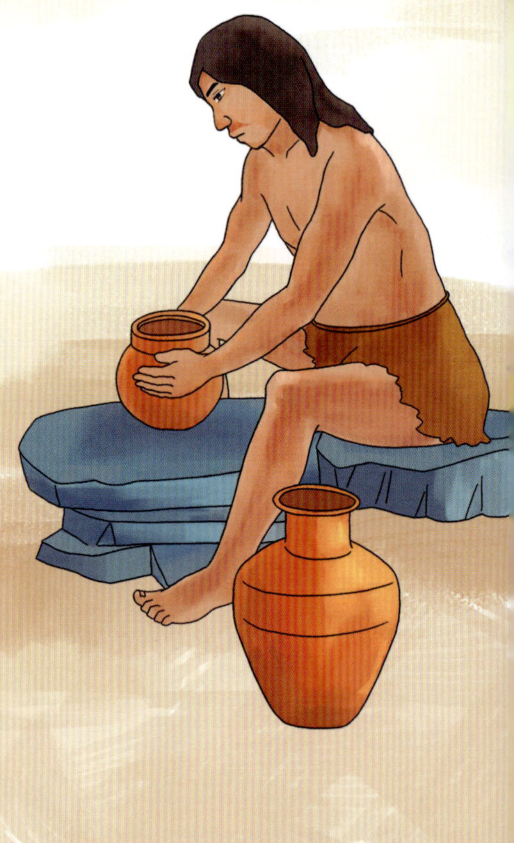

青铜的熔点在700~900℃之间，比红铜的熔点1 803℃低。

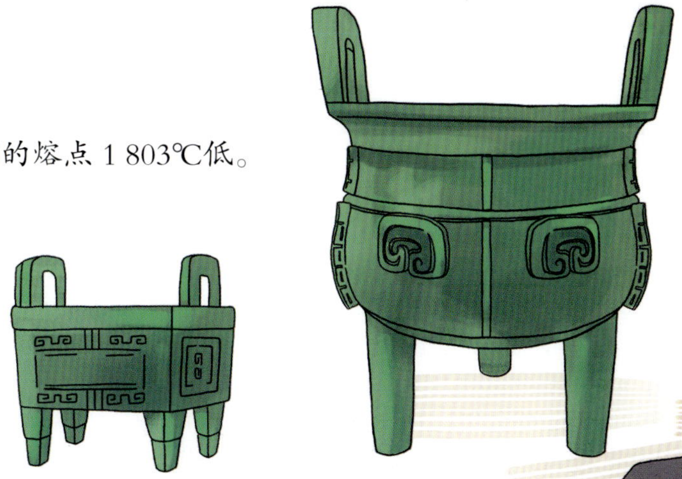

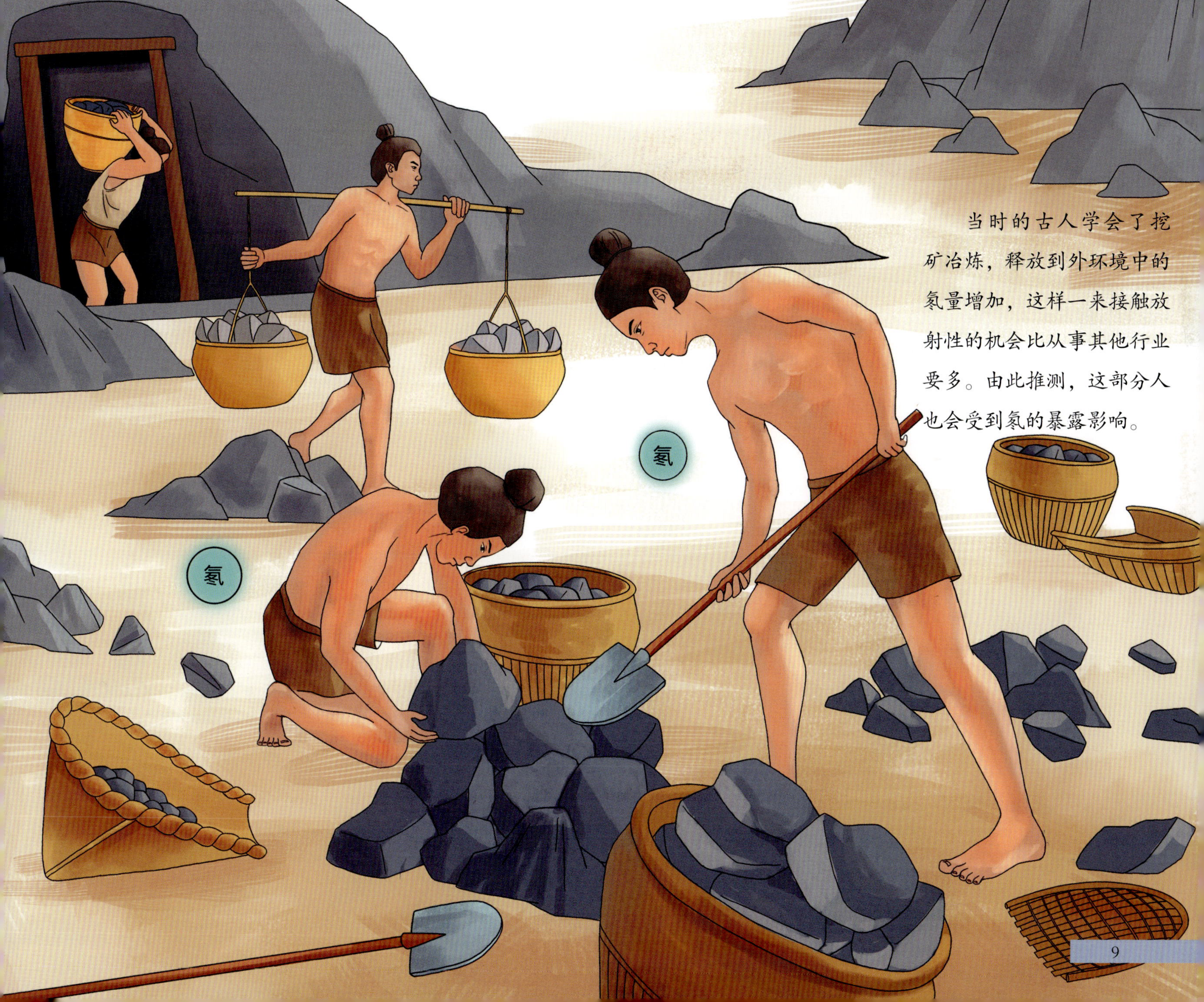

当时的古人学会了挖矿冶炼，释放到外环境中的氡量增加，这样一来接触放射性的机会比从事其他行业要多。由此推测，这部分人也会受到氡的暴露影响。

自从人类出现之后，地球土壤与地表环境中的氡浓度呈现不断变化趋势。这主要是由地质活动、岩石的风化和人类活动引起的，特别是矿石开采与冶炼，再到后来凿石建陵以及挖凿窑洞居住等生产活动的增加，从而导致地下岩层和土壤的氡比之前会显著逸出地表，也增加了对氡暴露的机会和暴露量。

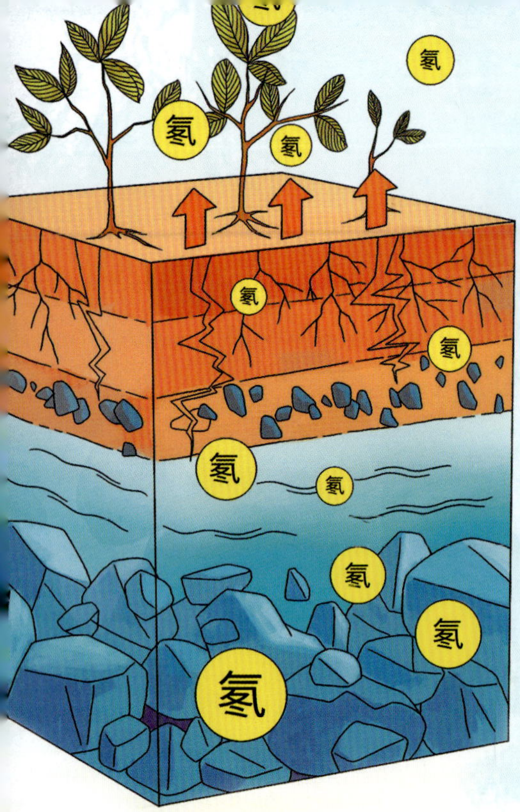

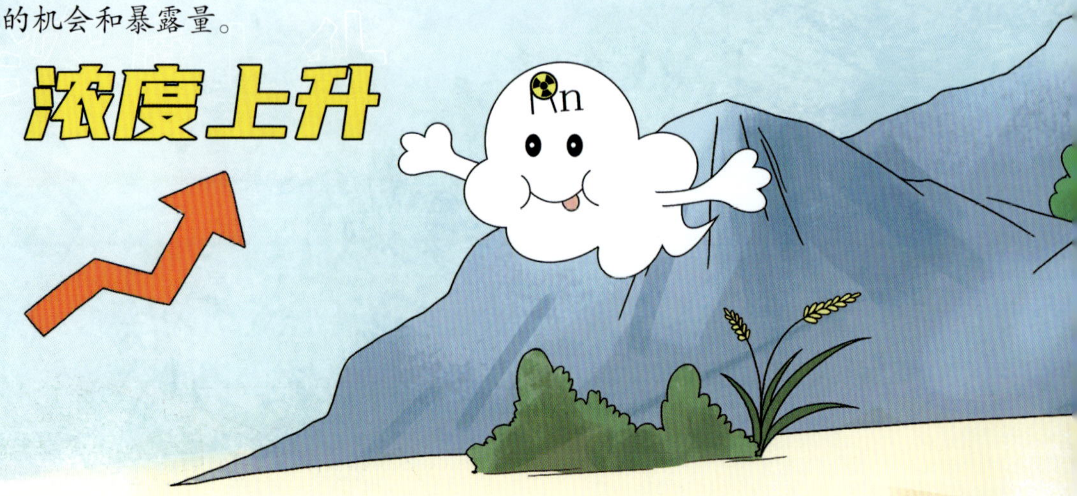

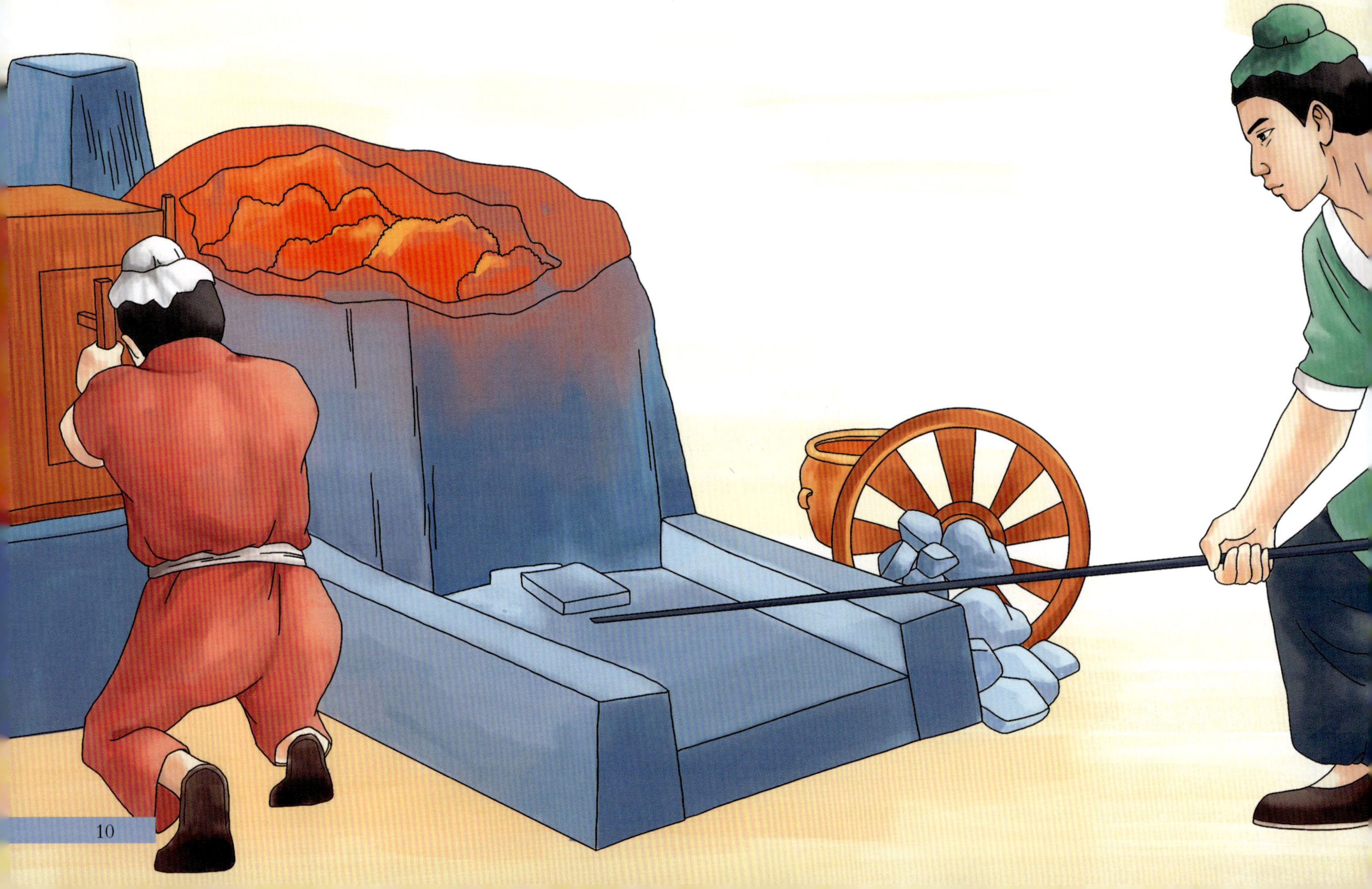

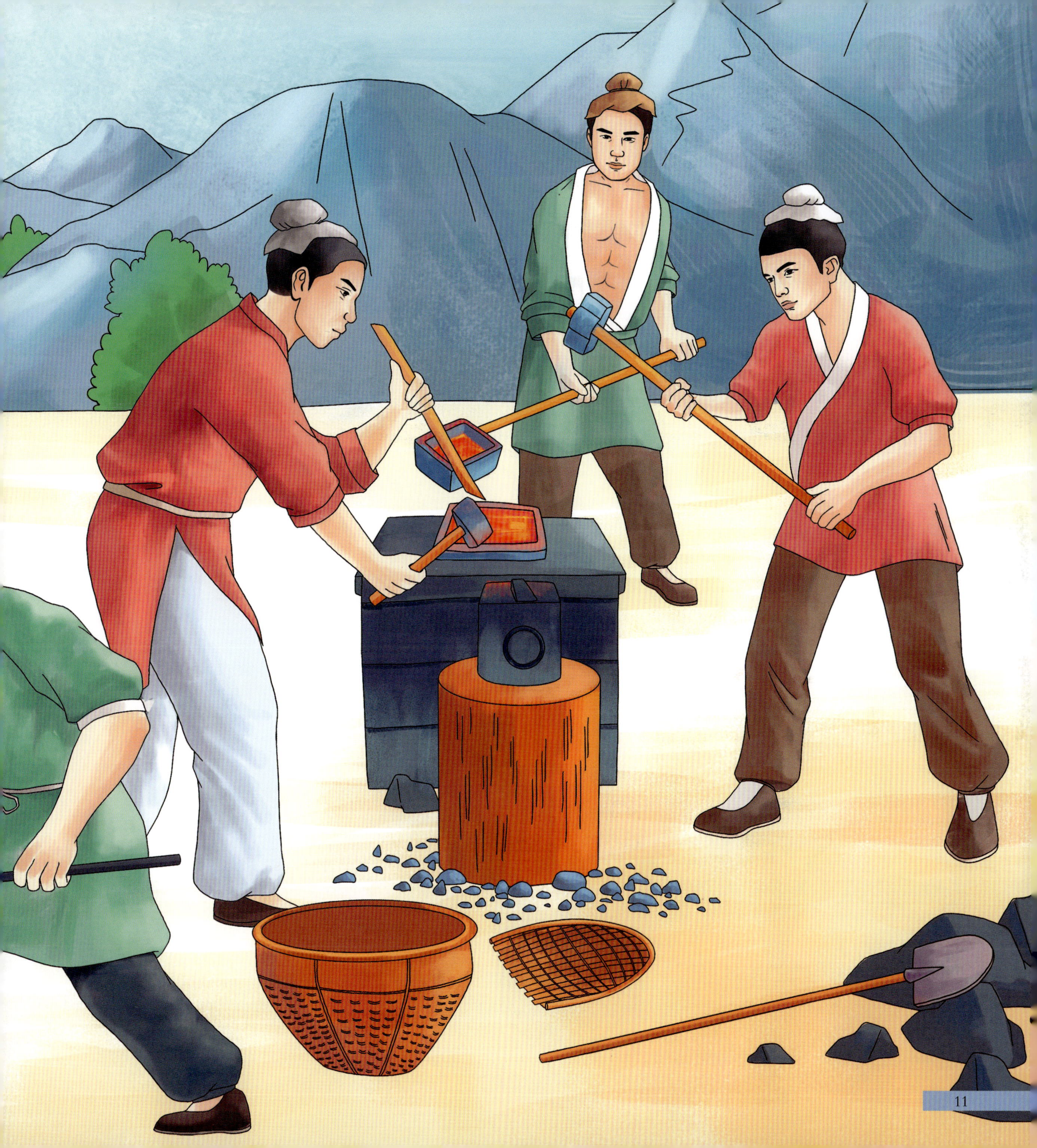

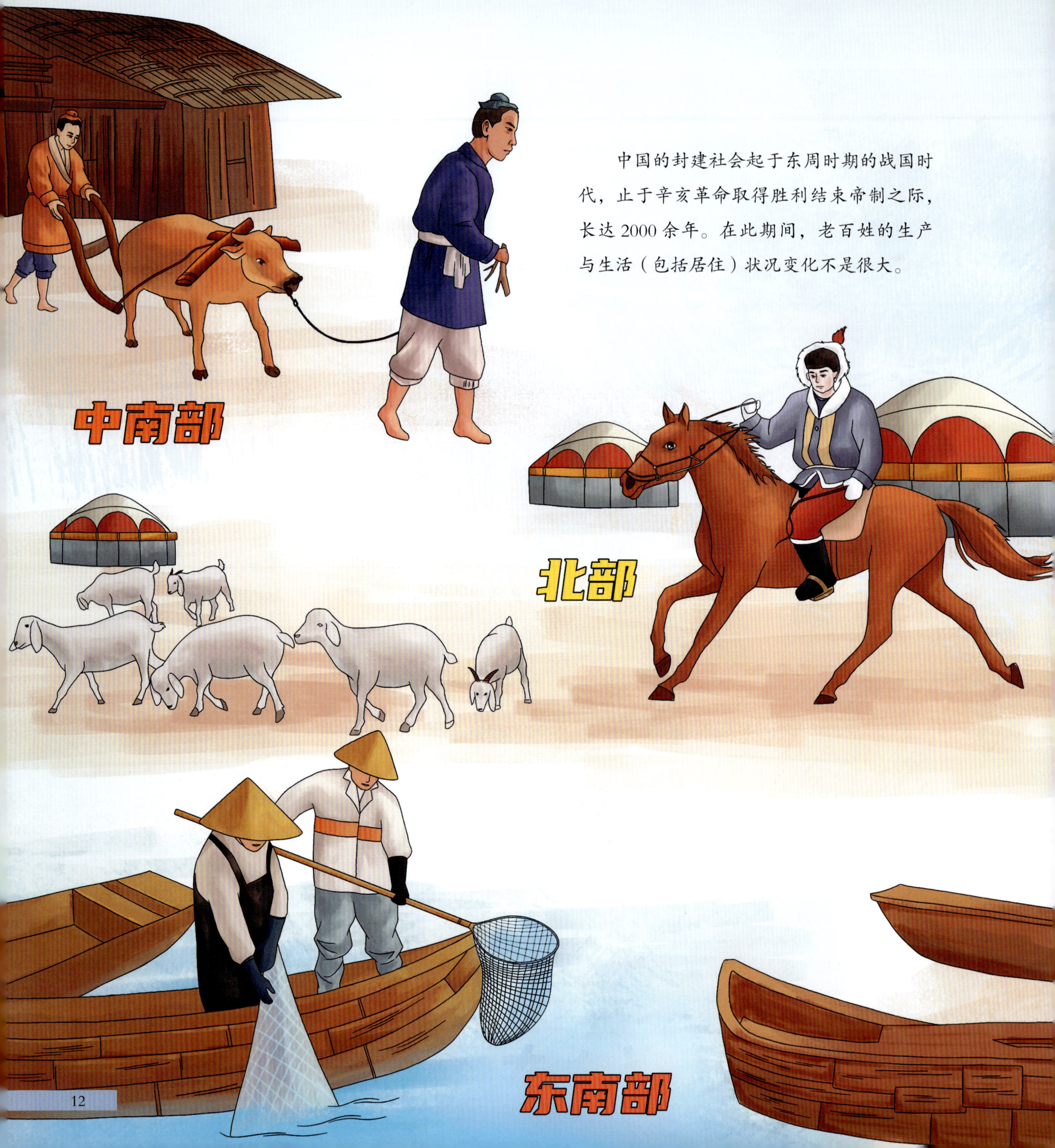

中国的封建社会起于东周时期的战国时代，止于辛亥革命取得胜利结束帝制之际，长达2000余年。在此期间，老百姓的生产与生活（包括居住）状况变化不是很大。

我国的西北地区最为特殊，那里的人们居住窑洞，可能会接触到更高水平的氡。尽管如此，但受科学知识和教育水平的限制，在那个年代没有人知道“氡”，更不了解氡的健康危害。

黄土高原中的沙土层较多，而黏土颗粒比较松散，导致这里地层中的 ^{222}Rn（也叫镭射气）和 ^{220}Rn（也叫钍射气）比较容易穿过土层进入窑洞。这就是西北窑洞“室内氡”偏高的主要原因。

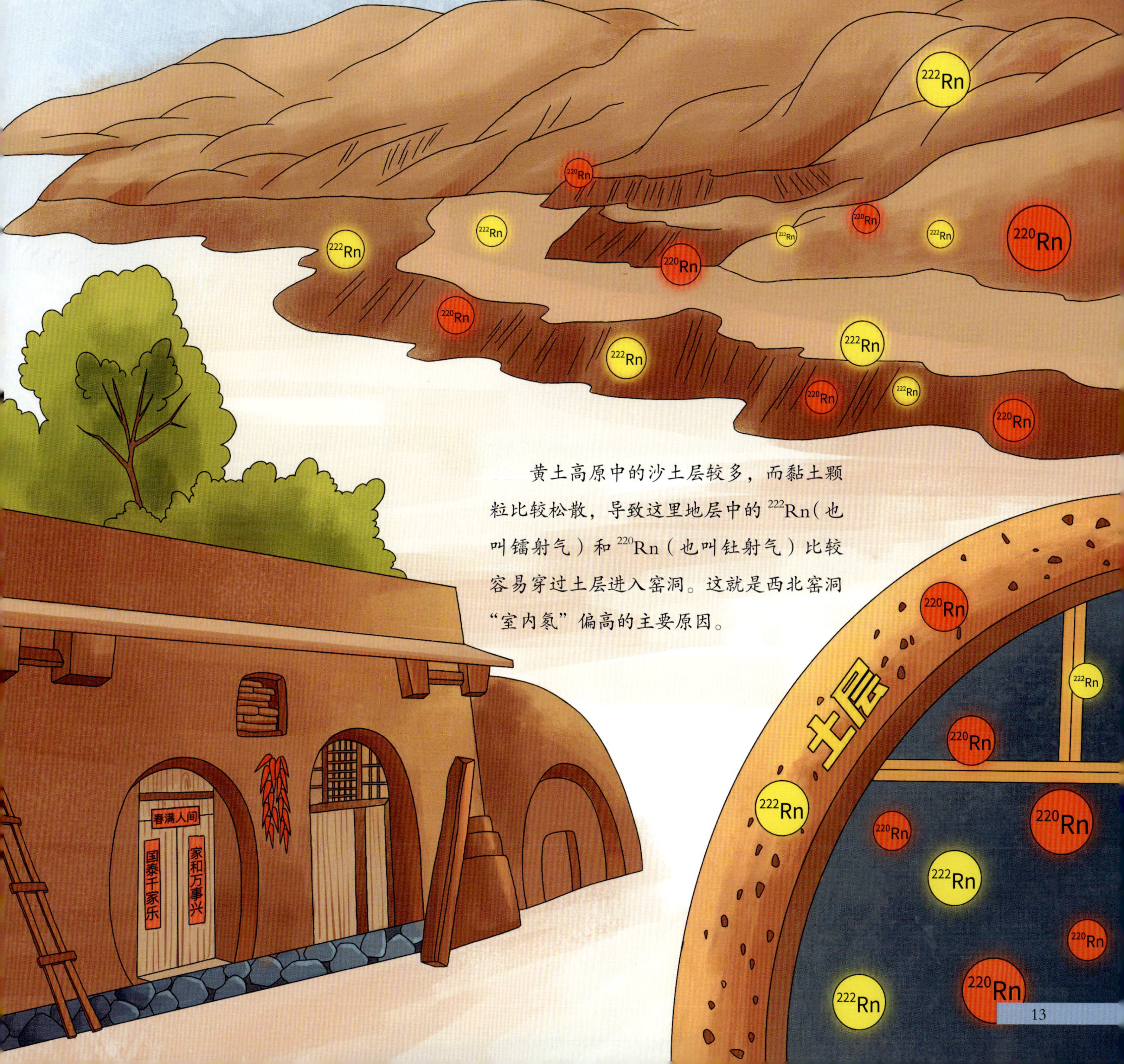

窑洞内的氡健康问题长期未知，直到20世纪才引起人们的关注。这一切得利于人们对氡的认识与科学研究。

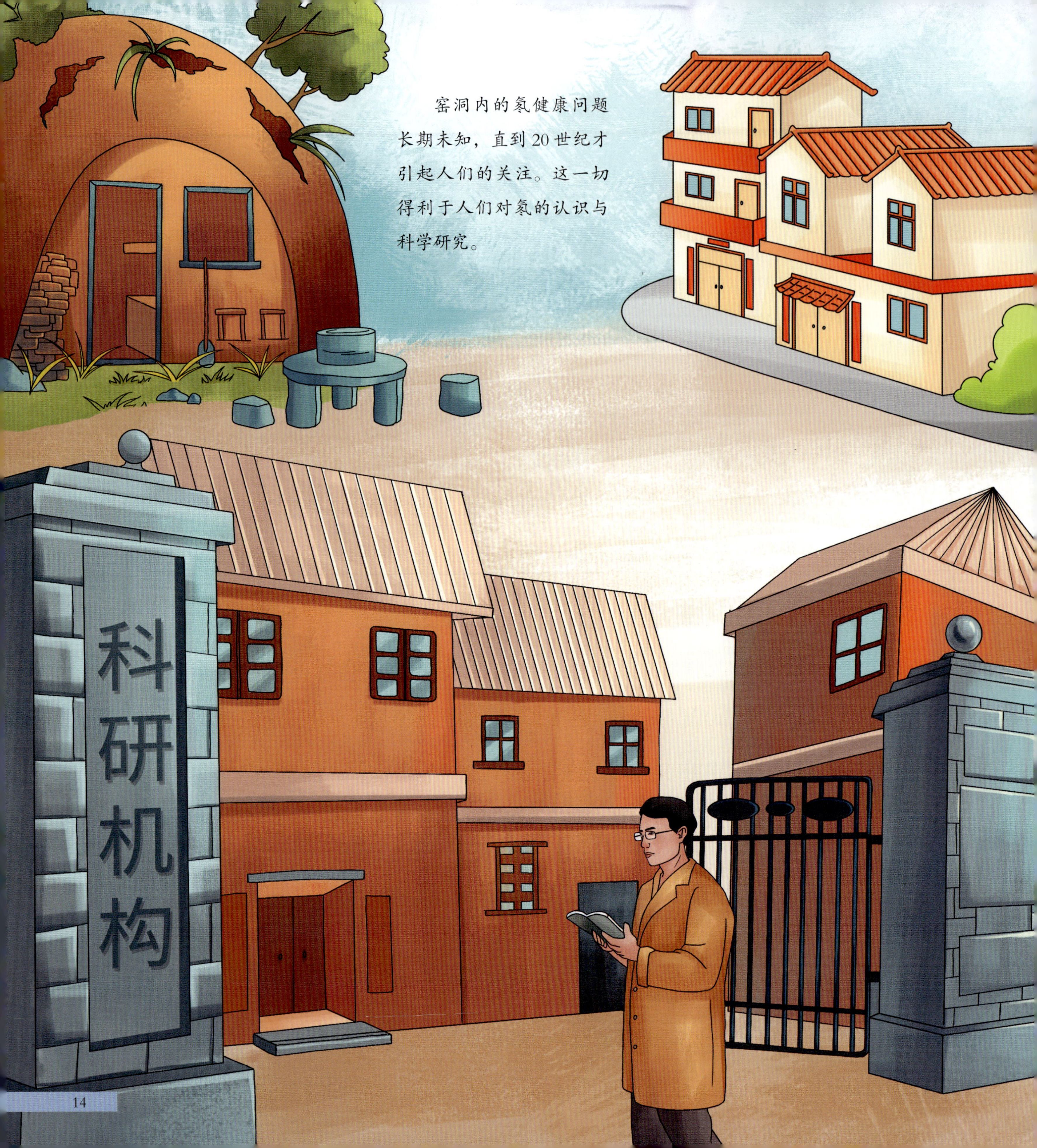

不同朝代的主要新采矿山分布情况

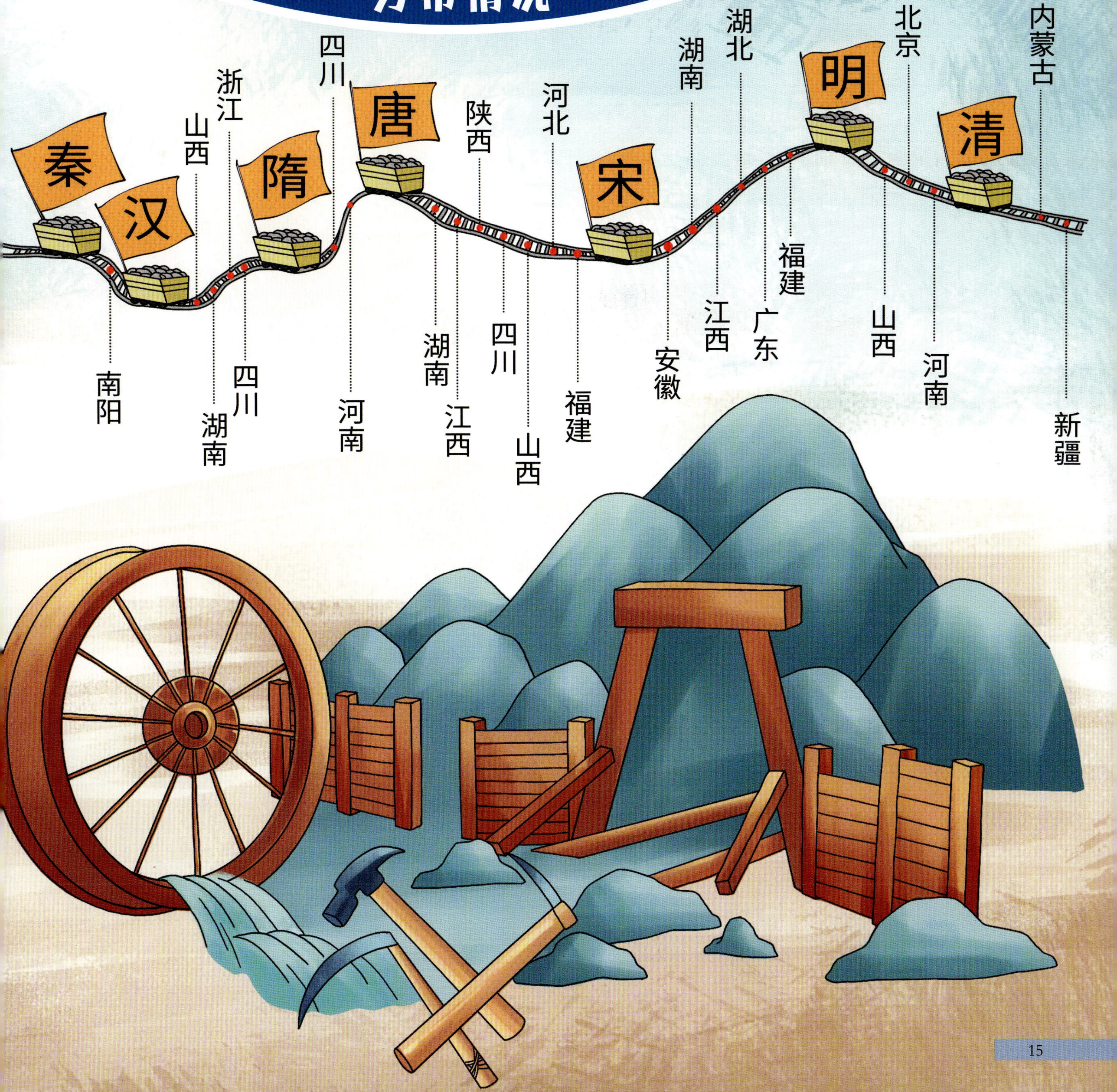

清末到中华人民共和国成立前的时期

到清朝灭亡时，外国列强在旧中国开采的矿藏至少有 34 处，准备开采的矿藏至少有 35 处。

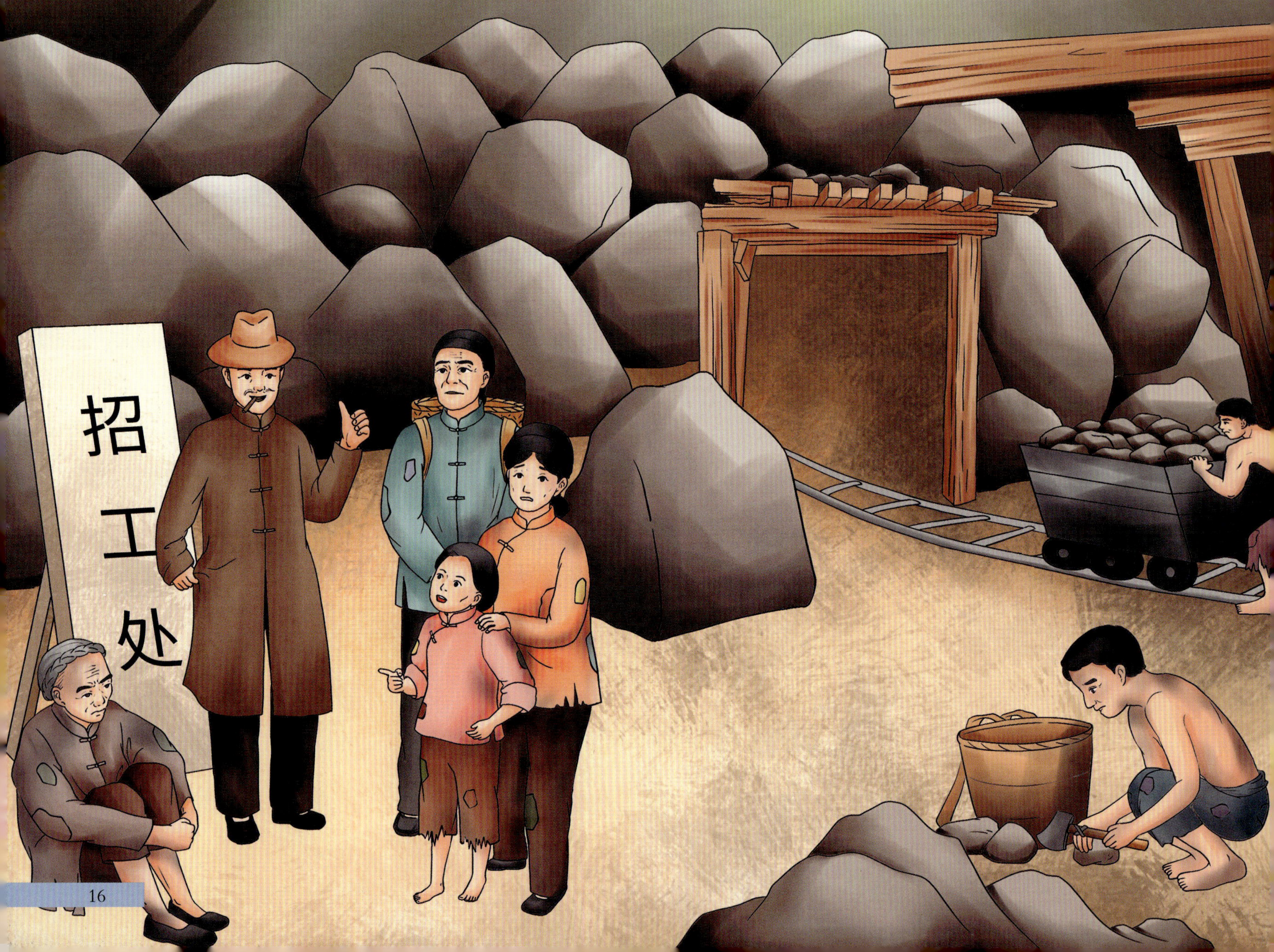

矿工在采煤坑道内工作，会受到氡的危害。氡对人体健康的影响，主要取决于两个因素，一是氡的浓度，二是与氡接触的时间。人所处环境的氡浓度越高，在高氡浓度环境生活和工作时间越长，患肺癌的可能性越大。总之，氡暴露导致肺癌是一个较长时间的慢性作用过程。

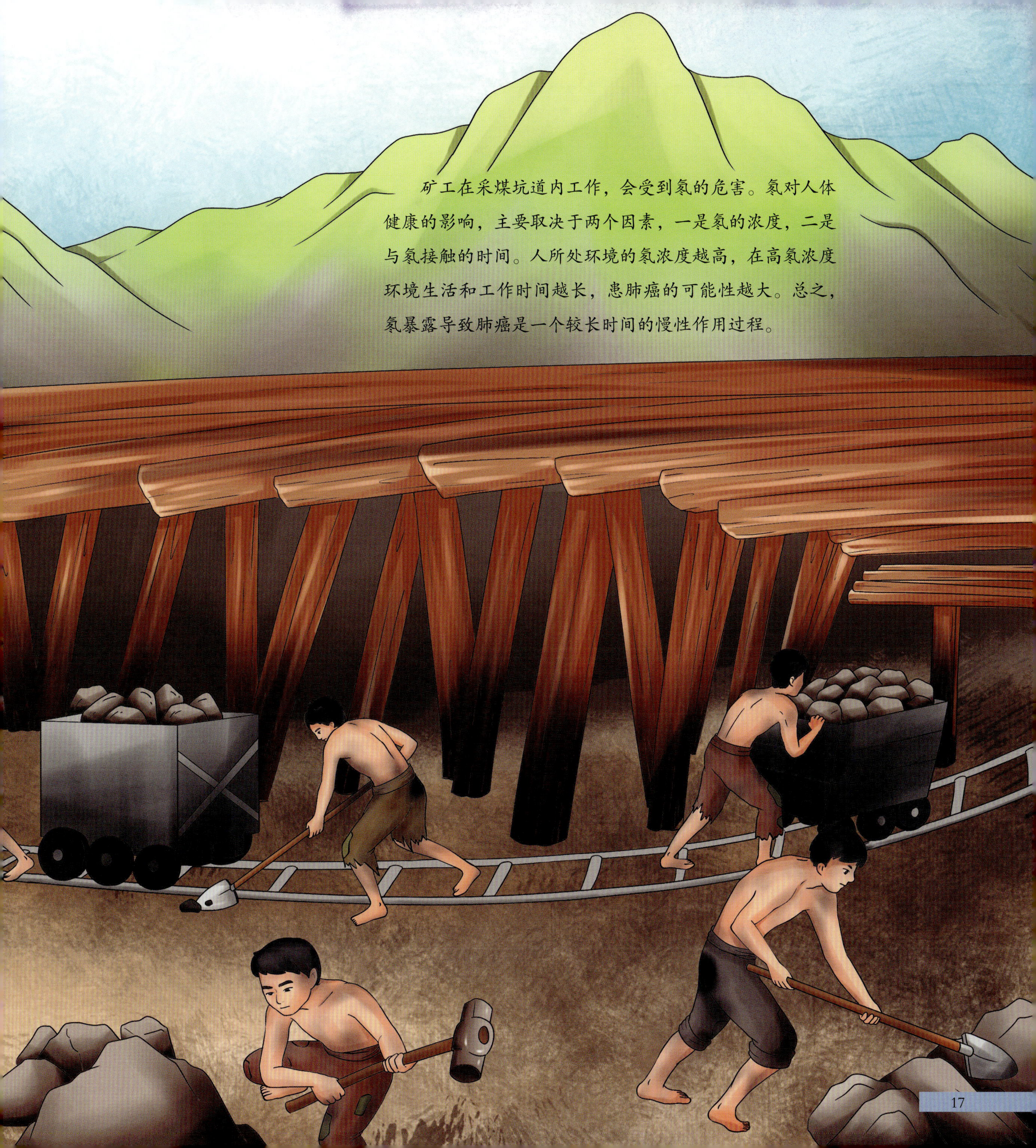

中华人民共和国成立以来

中华人民共和国成立以来，党和国家十分重视卫生健康事业的发展，关注人民健康和疾病预防工作，其中为确保矿工健康，实施了一系列疾病预防的举措（包括成立工人疗养院）。

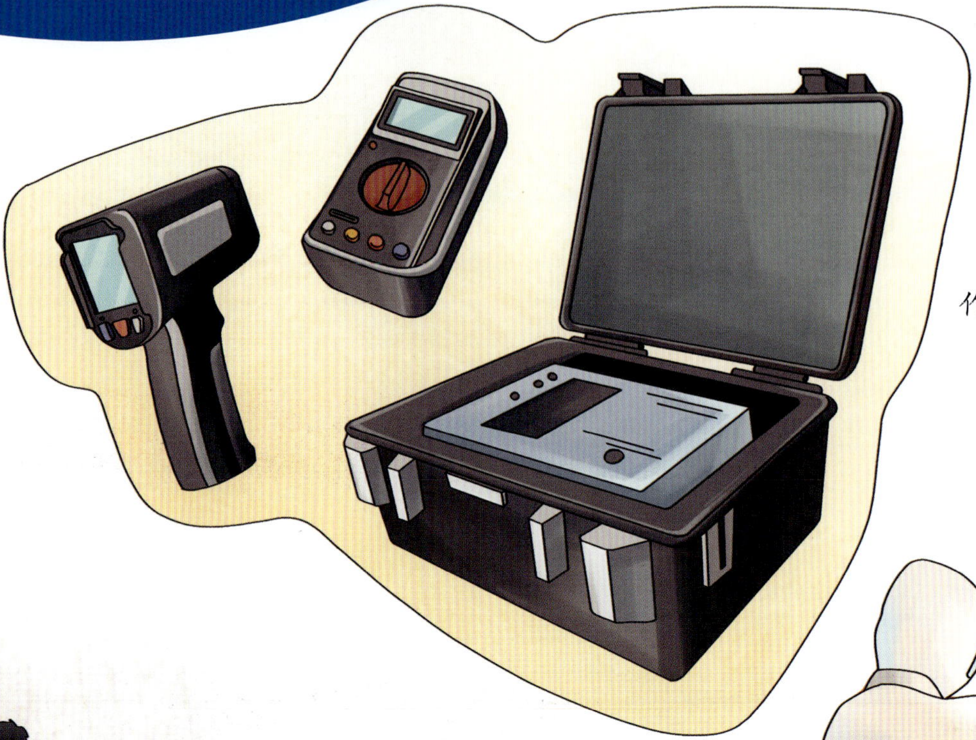

到了 20 世纪 70—80 年代，国内研究氡的高校、科研单位逐步多了起来。他们在研究氡的测量、防控措施及其应用、仪器研发等方面作出了巨大贡献。

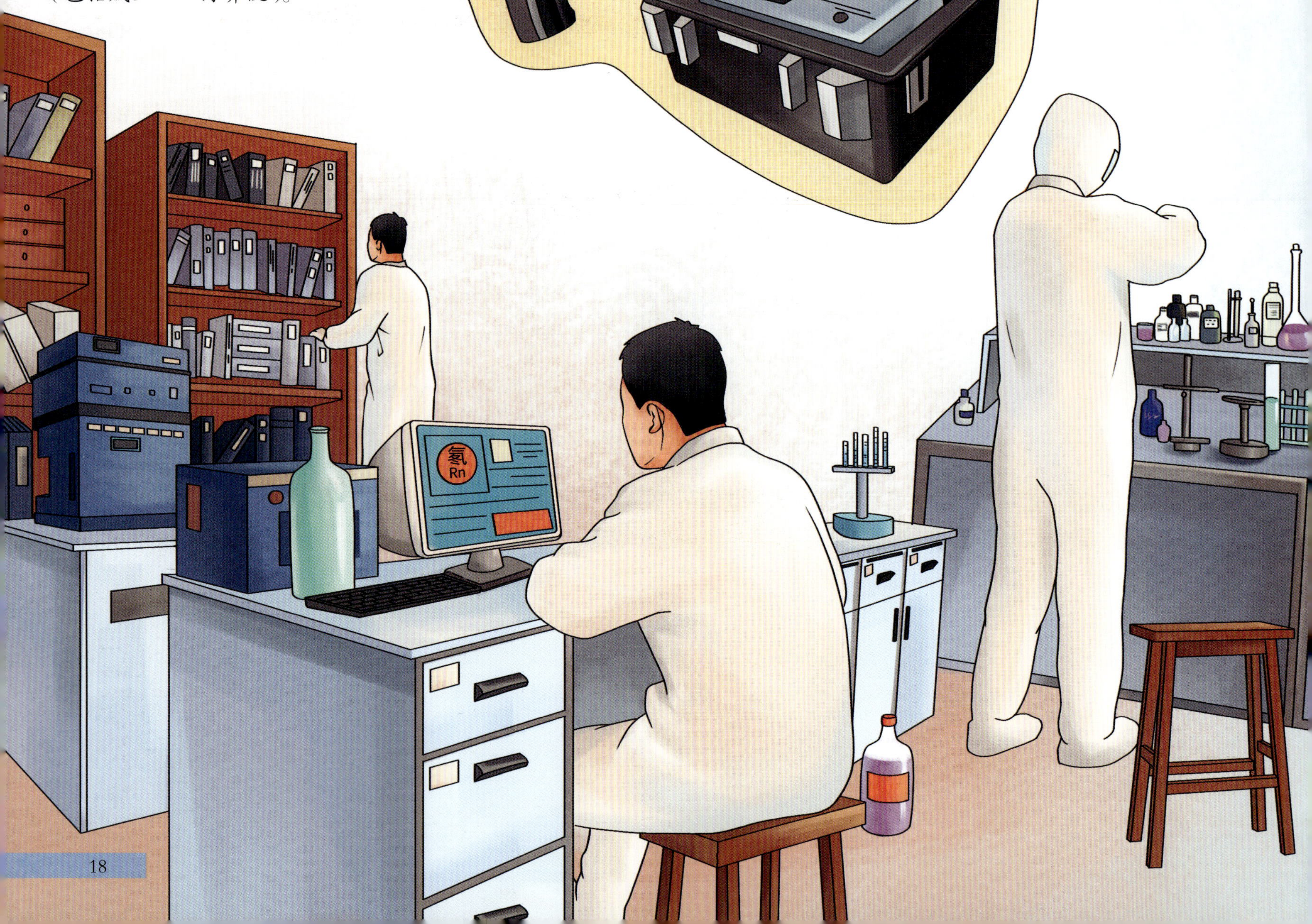

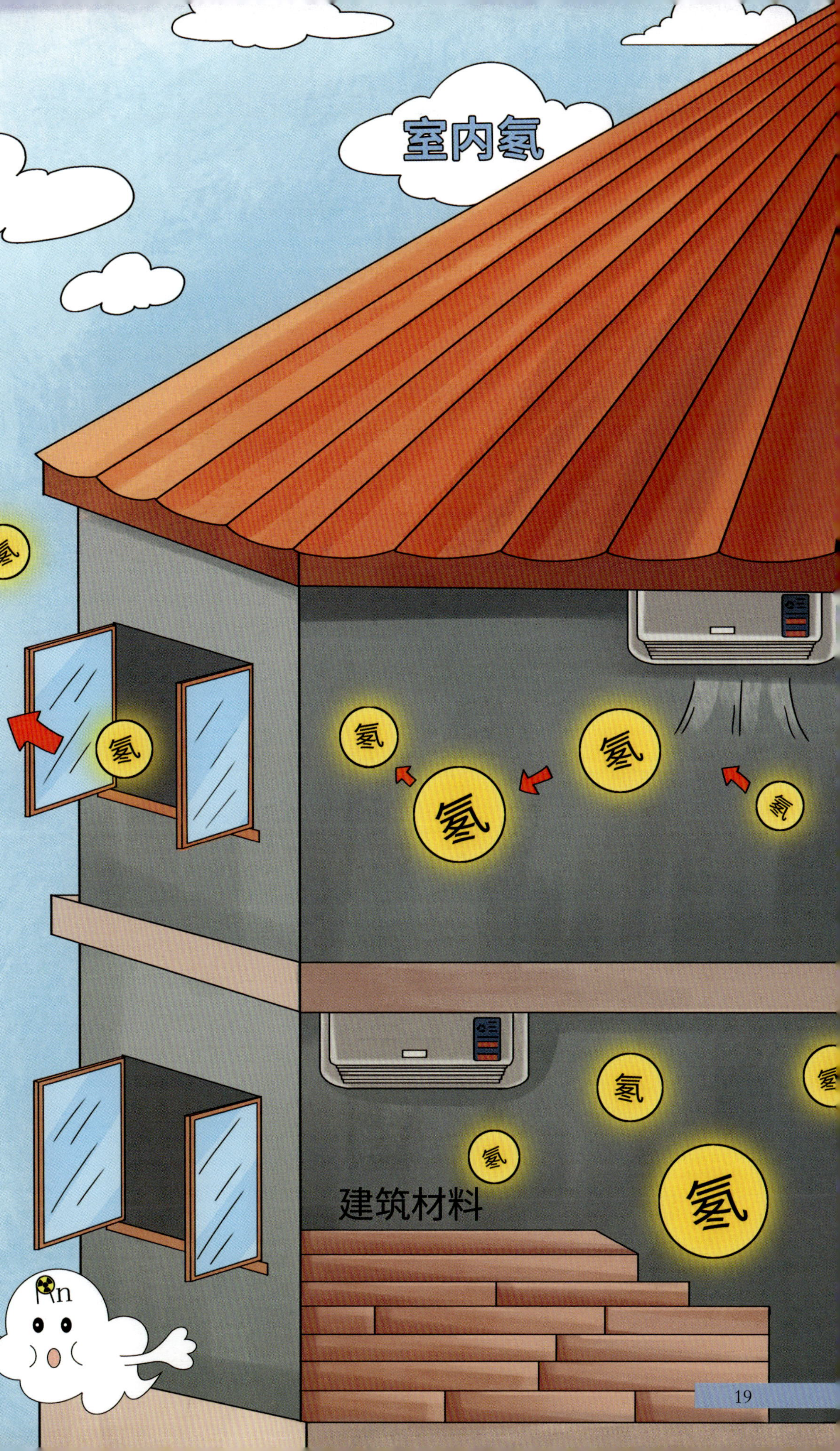

降氡与控氡措施

1 多通风或常通风

2 采用 ^{226}Ra 含量较低的建筑材料，包括石材、砖瓦和水泥等。

3 利用活性炭吸附。

4 仪器过滤吸附。

5 采用防氡涂料。

6 其他防氡降氡措施，如利用室内氡浓度预测预警模型提前指导更换建筑材料，或改变门窗面积及延长通风时间等。

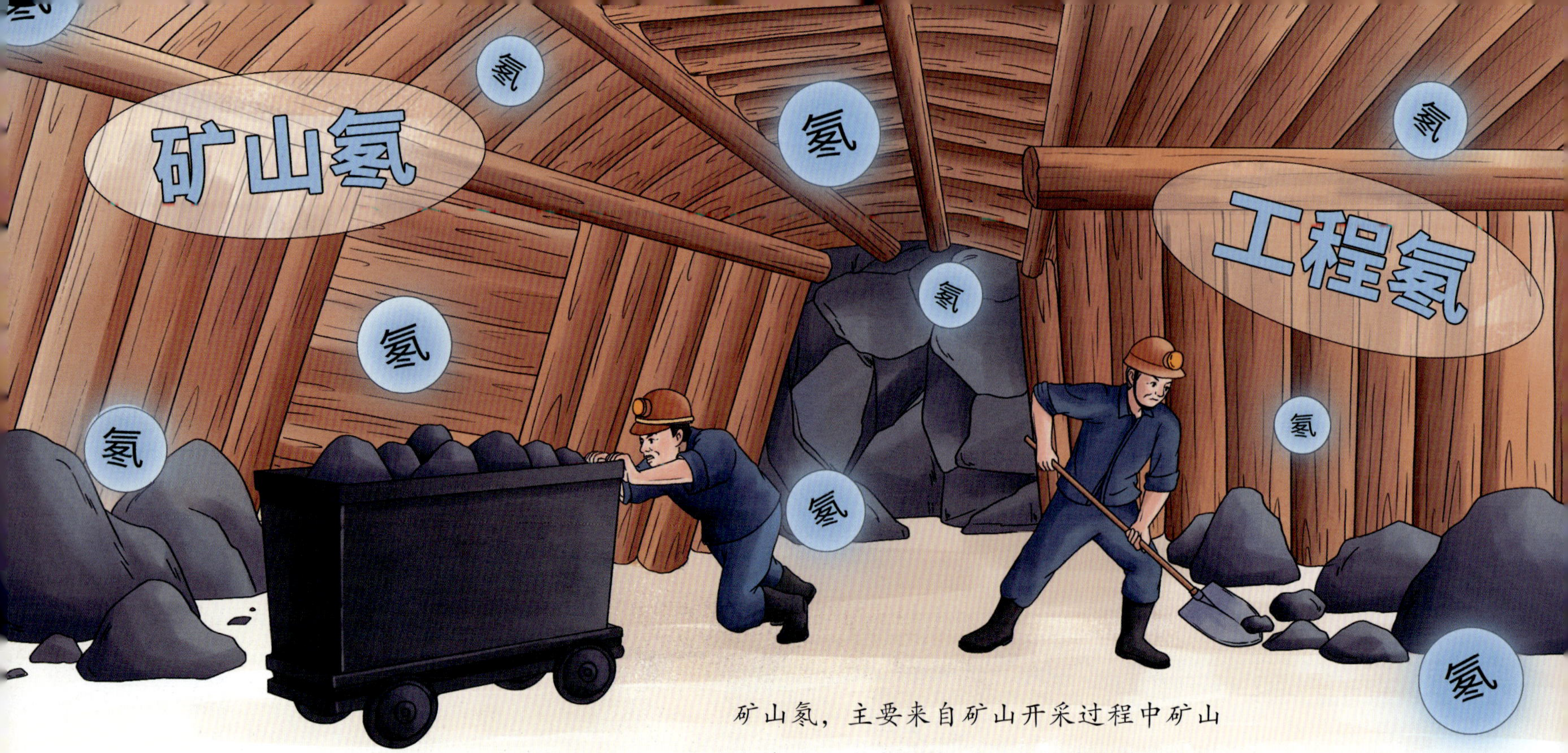

矿山氡，主要来自矿山开采过程中矿山坑道或巷道、开采破碎面、矿体裂隙等部位。

大棚氡来源于棚下的土层所逸出的氡，加上冬季大棚通风不及时而导致大棚内氡浓度增高。

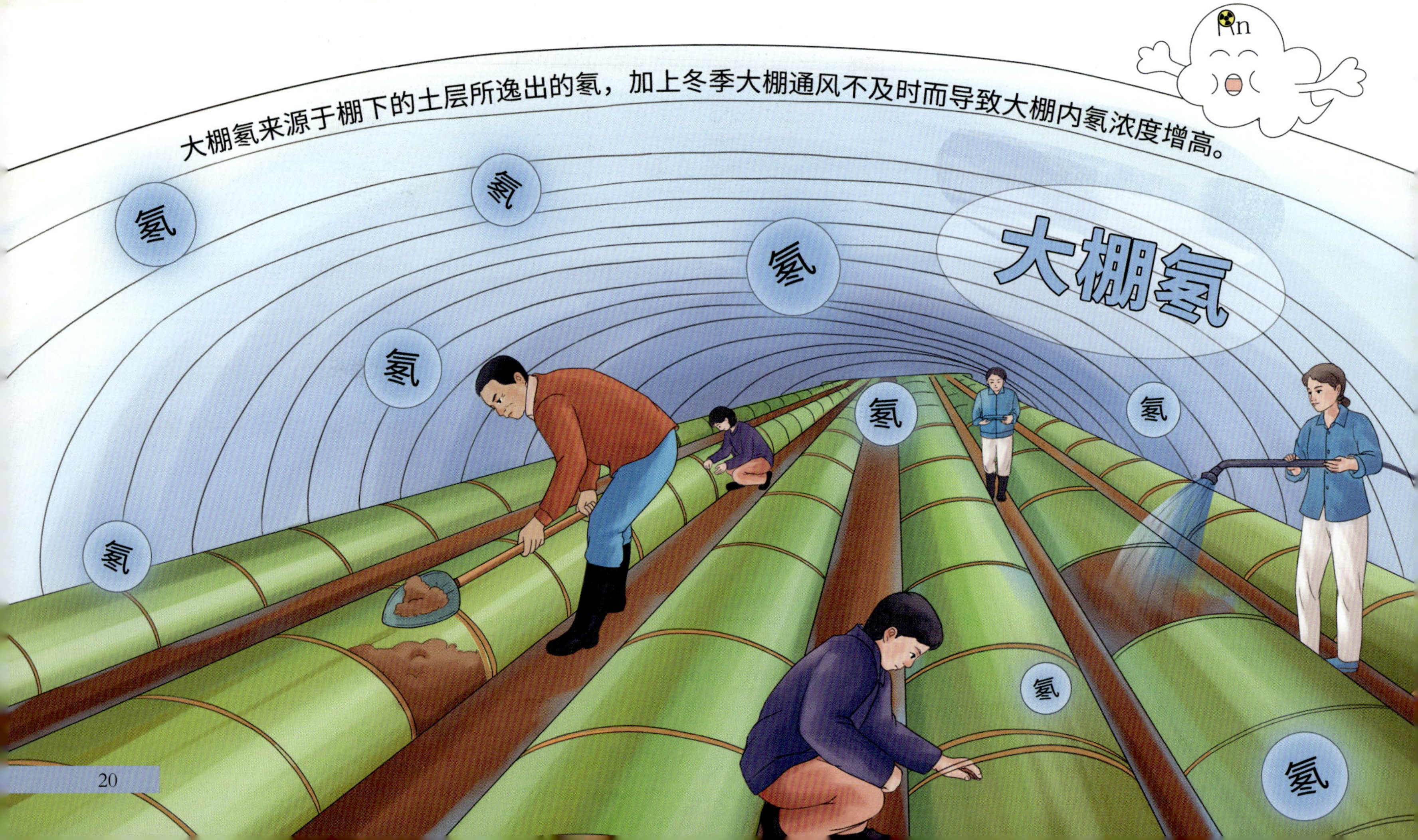

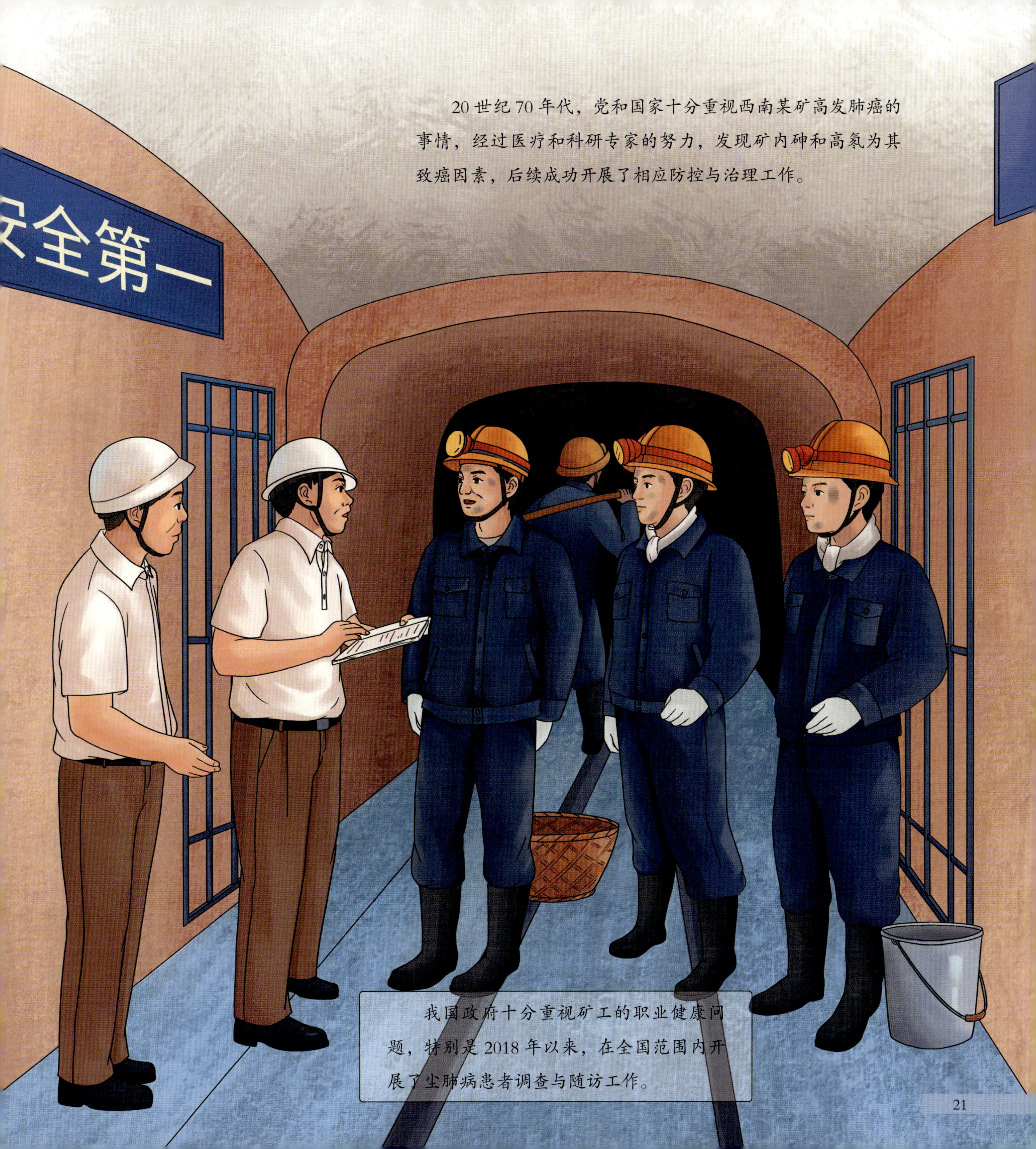

20 世纪 70 年代，党和国家十分重视西南某矿高发肺癌的事情，经过医疗和科研专家的努力，发现矿内砷和高氡为其致癌因素，后续成功开展了相应防控与治理工作。

我国政府十分重视矿工的职业健康问题，特别是 2018 年以来，在全国范围内开展了尘肺病患者调查与随访工作。

氡的健康危害

肺癌

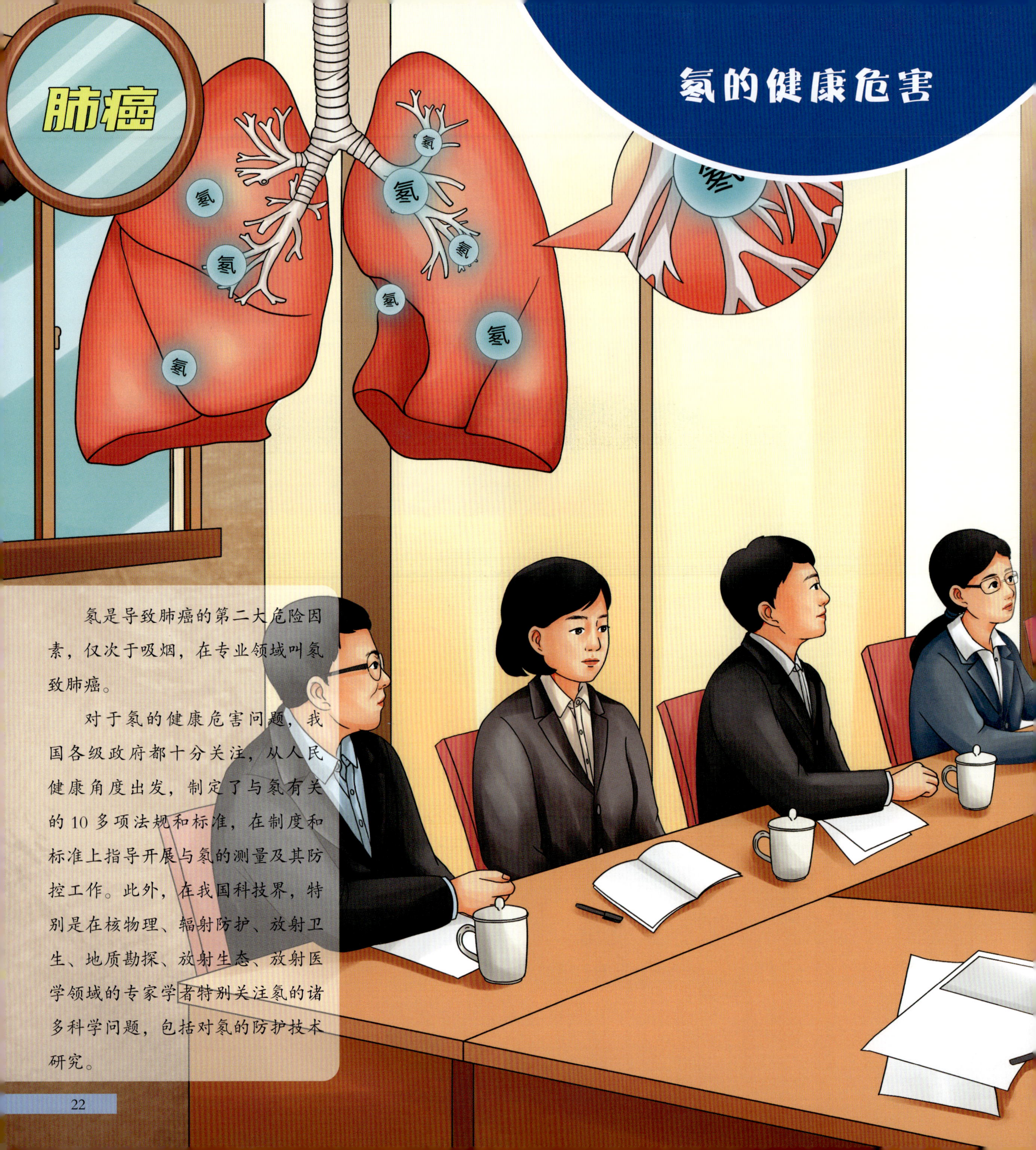

氡是导致肺癌的第二大危险因素，仅次于吸烟，在专业领域叫氡致肺癌。

对于氡的健康危害问题，我国各级政府都十分关注，从人民健康角度出发，制定了与氡有关的10多项法规和标准，在制度和标准上指导开展与氡的测量及其防控工作。此外，在我国科技界，特别是在核物理、辐射防护、放射卫生、地质勘探、放射生态、放射医学领域的专家学者特别关注氡的诸多科学问题，包括对氡的防护技术研究。

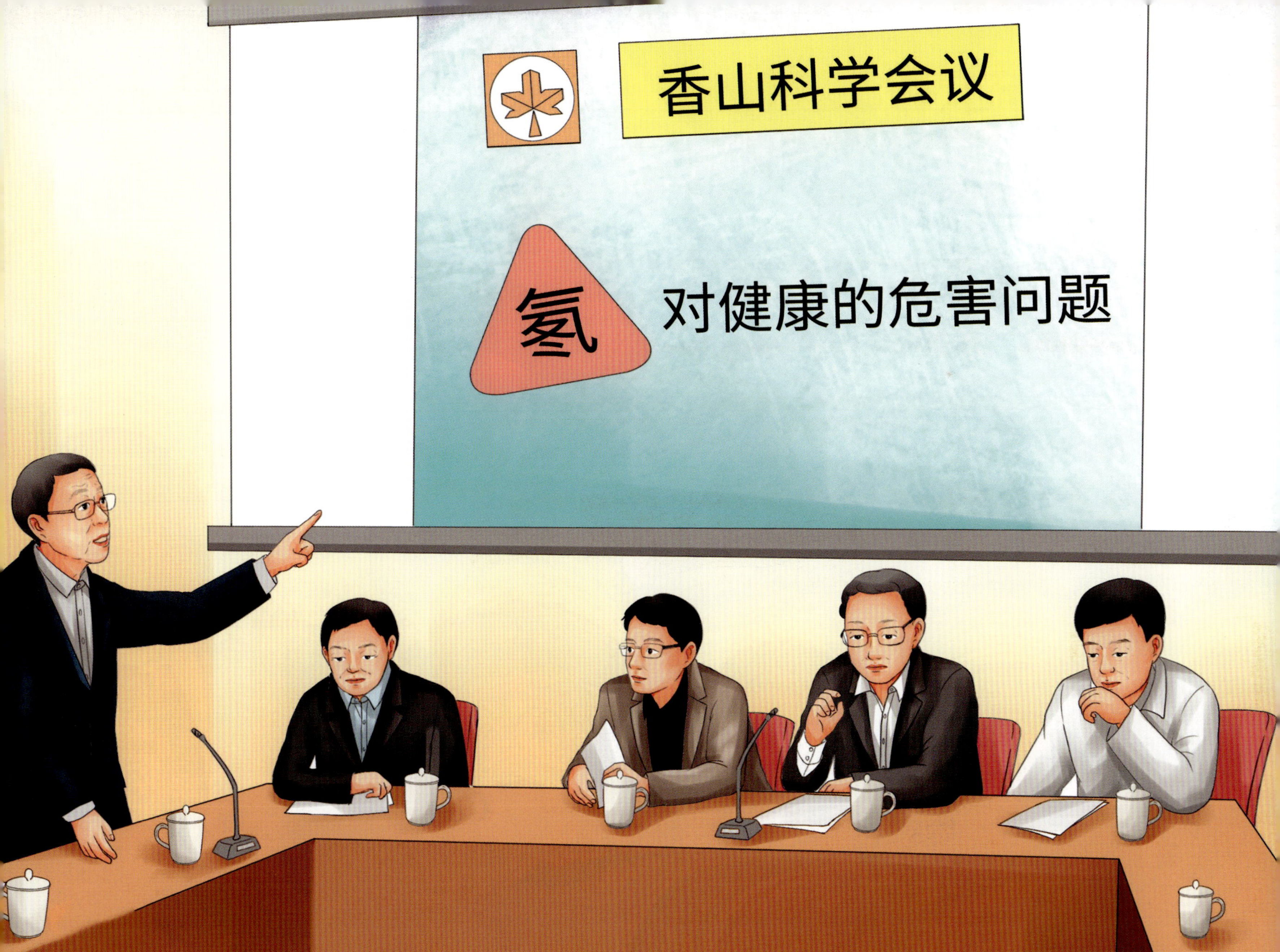

2007 年 我国辐射防护专家潘自强院士组织召开了第 304 次香山科学会议，来自国内外的专家学者进行学术研讨，潘院士在会上呼吁，要特别关注天然放射性氡对健康的危害问题。

2018 年 张丰收教授组织召开第 618 次香山科学会议，此会议也涉及氡气的防护等议题。

2020 年 肖德涛教授发起召开了第 692 次香山科学会议，再次对氡的测量、健康危害和防氡降氡等问题进行学术交流。第 690 次（丁库克研究员发起）香山科学会议的主题涉及矿山氡的防护研究等内容。

2021 年 国内 15 名专家学者共同反映氡的科学问题，旨在引起大家的高度重视，希望在国家层面予以支持。

普通民众可能接触到的氡

室内氡气主要有四大来源

1. 房屋的建材与土层。
2. 直接从地下抽取入室的生活用水和饮用水。（注：不包括入室的地表水）。
3. 直接从地下泵取入室的天然气。（注：不包括从异地长距离、长时间传输入室的天然气）。
4. 对于高氡地区，从室外进入室内的氡气。

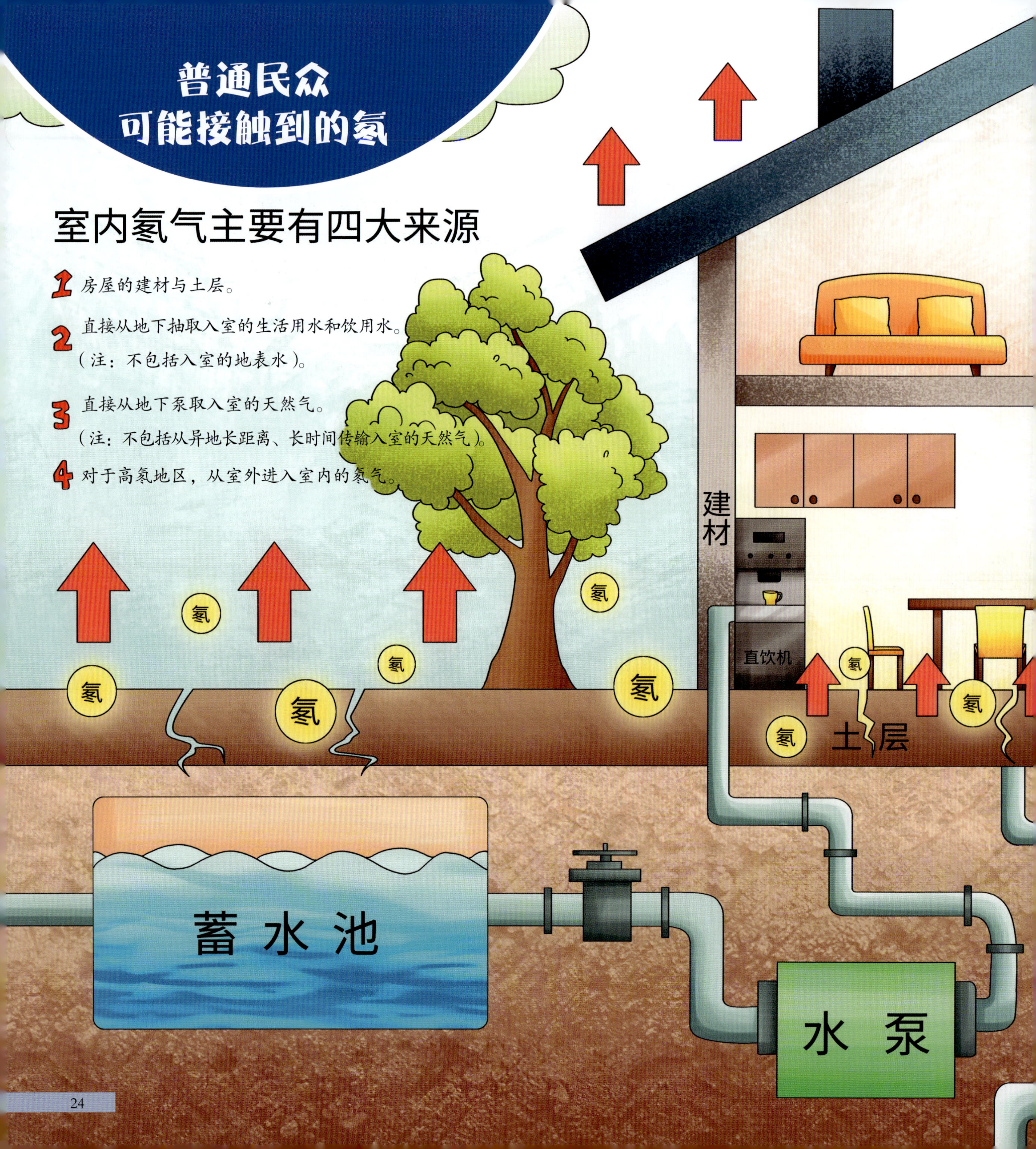

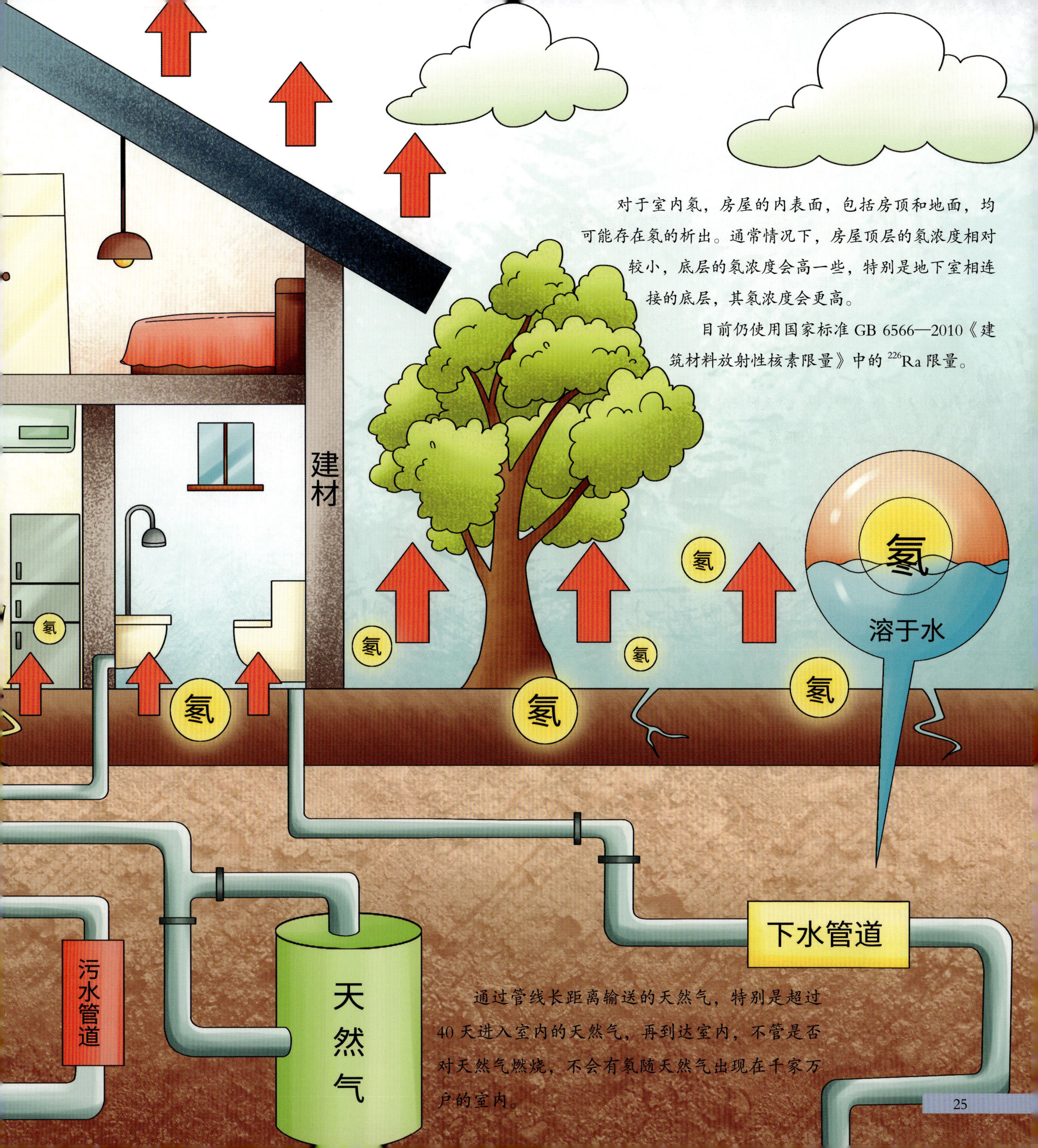

对于室内氡，房屋的内表面，包括房顶和地面，均可能存在氡的析出。通常情况下，房屋顶层的氡浓度相对较小，底层的氡浓度会高一些，特别是地下室相连接的底层，其氡浓度会更高。

目前仍使用国家标准 GB 6566—2010《建筑材料放射性核素限量》中的 ^{226}Ra 限量。

通过管线长距离输送的天然气，特别是超过40天进入室内的天然气，再到达室内，不管是否对天然气燃烧，不会有氡随天然气出现在千家万户的室内。

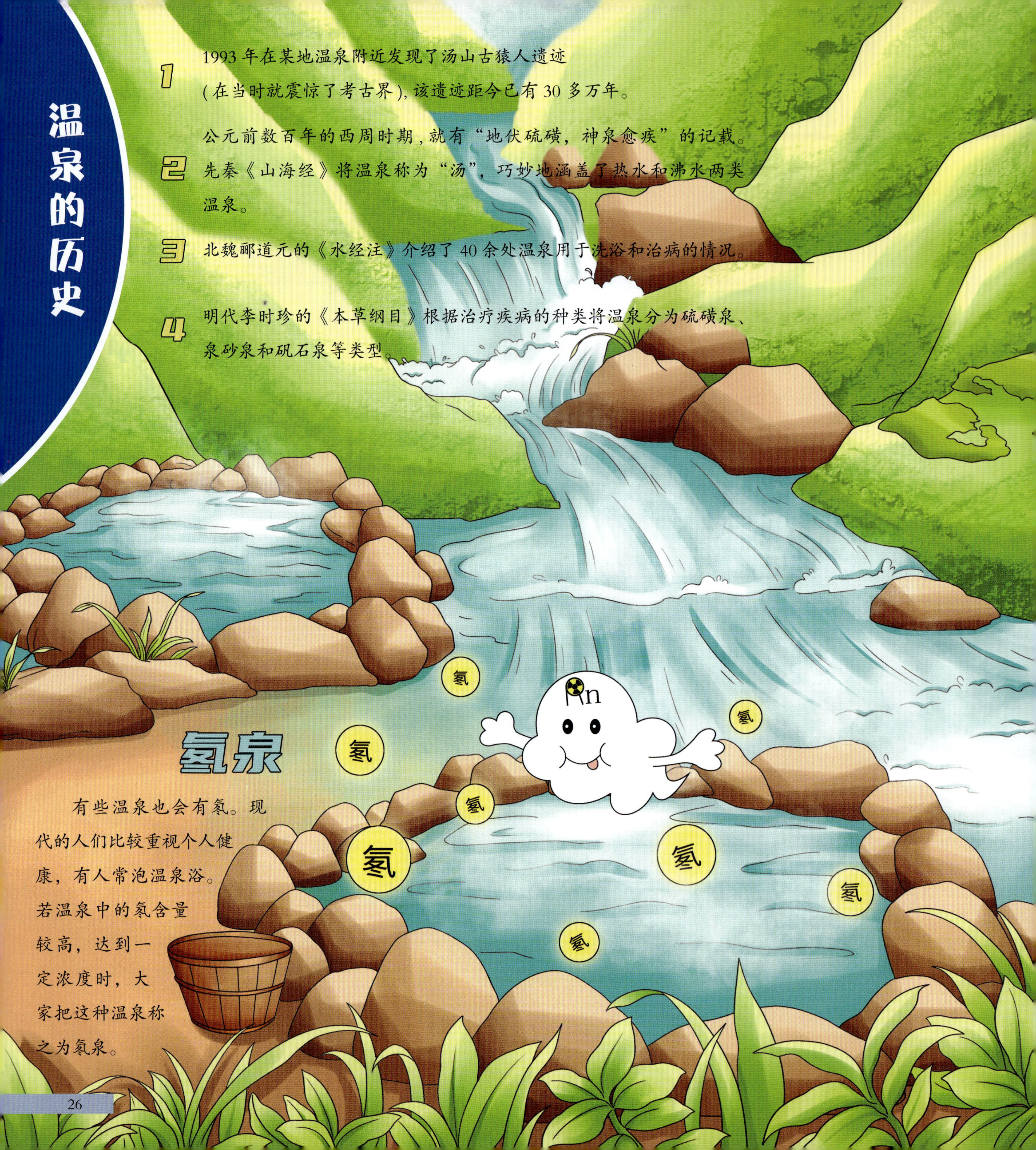

温泉的历史

1 1993 年在某地温泉附近发现了汤山古猿人遗迹（在当时就震惊了考古界），该遗迹距今已有 30 多万年。

2 公元前数百年的西周时期，就有“地伏硫磺，神泉愈疾”的记载。先秦《山海经》将温泉称为“汤”，巧妙地涵盖了热水和沸水两类温泉。

3 北魏郦道元的《水经注》介绍了 40 余处温泉用于洗浴和治病的情况。

4 明代李时珍的《本草纲目》根据治疗疾病的种类将温泉分为硫磺泉、泉砂泉和矾石泉等类型。

氡泉

有些温泉也会有氡。现代的人们比较重视个人健康，有人常泡温泉浴。若温泉中的氡含量较高，达到一定浓度时，大家把这种温泉称之为氡泉。

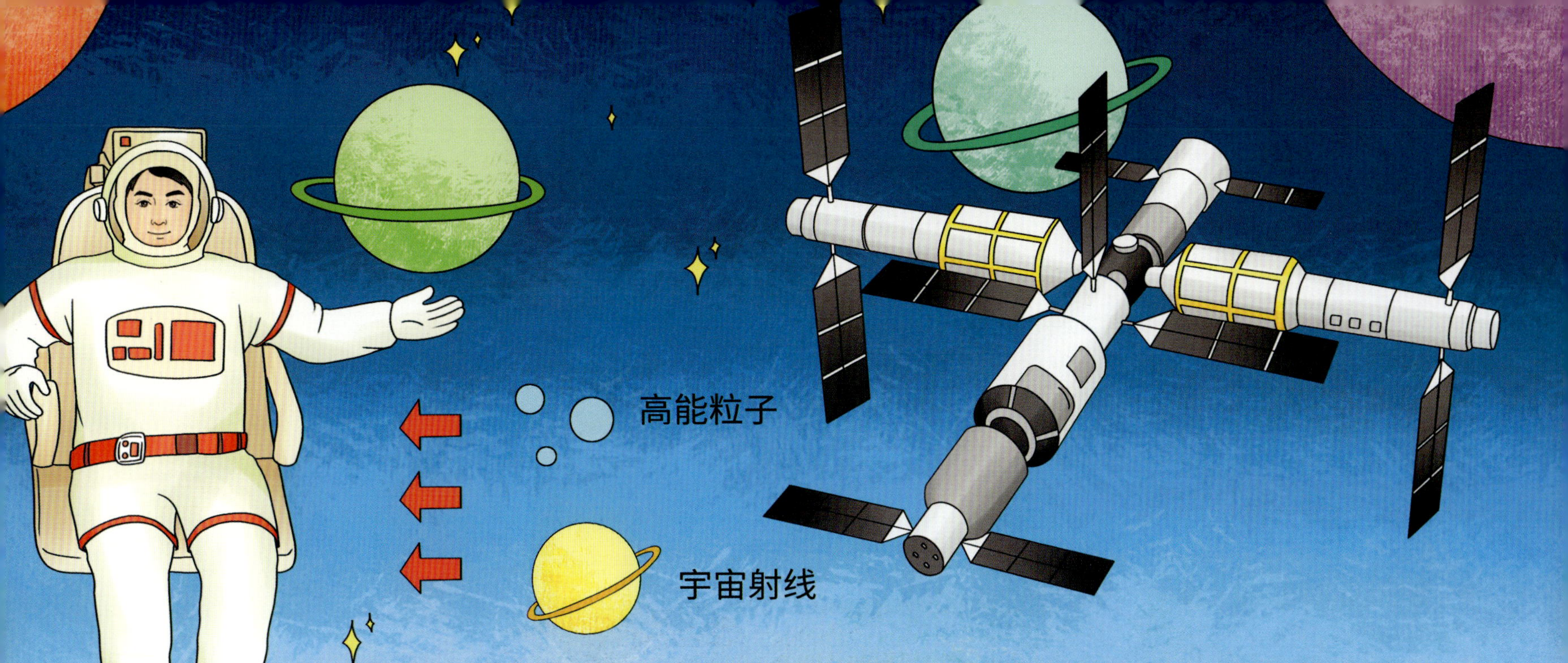

氡气从地表向外界扩散，在空间中具有垂直高度上的分布规律，也存在高度限值问题。即氡的垂直限高。通常情况下，地表的氡浓度要高于其他海拔高度的地方，随着海拔高度的提升，氡浓度就会自然下降。

宇航员在空间站工作期间，他们离地球表面的高度大约 400 千米，这是远地点。其近地点的高度也有 200 多千米，远远超过 1 000 米。因此，宇航员和飞行员在飞行中所受到的辐射主要是来自于外太空的高能粒子和宇宙射线，受到氡的辐射几乎为零。

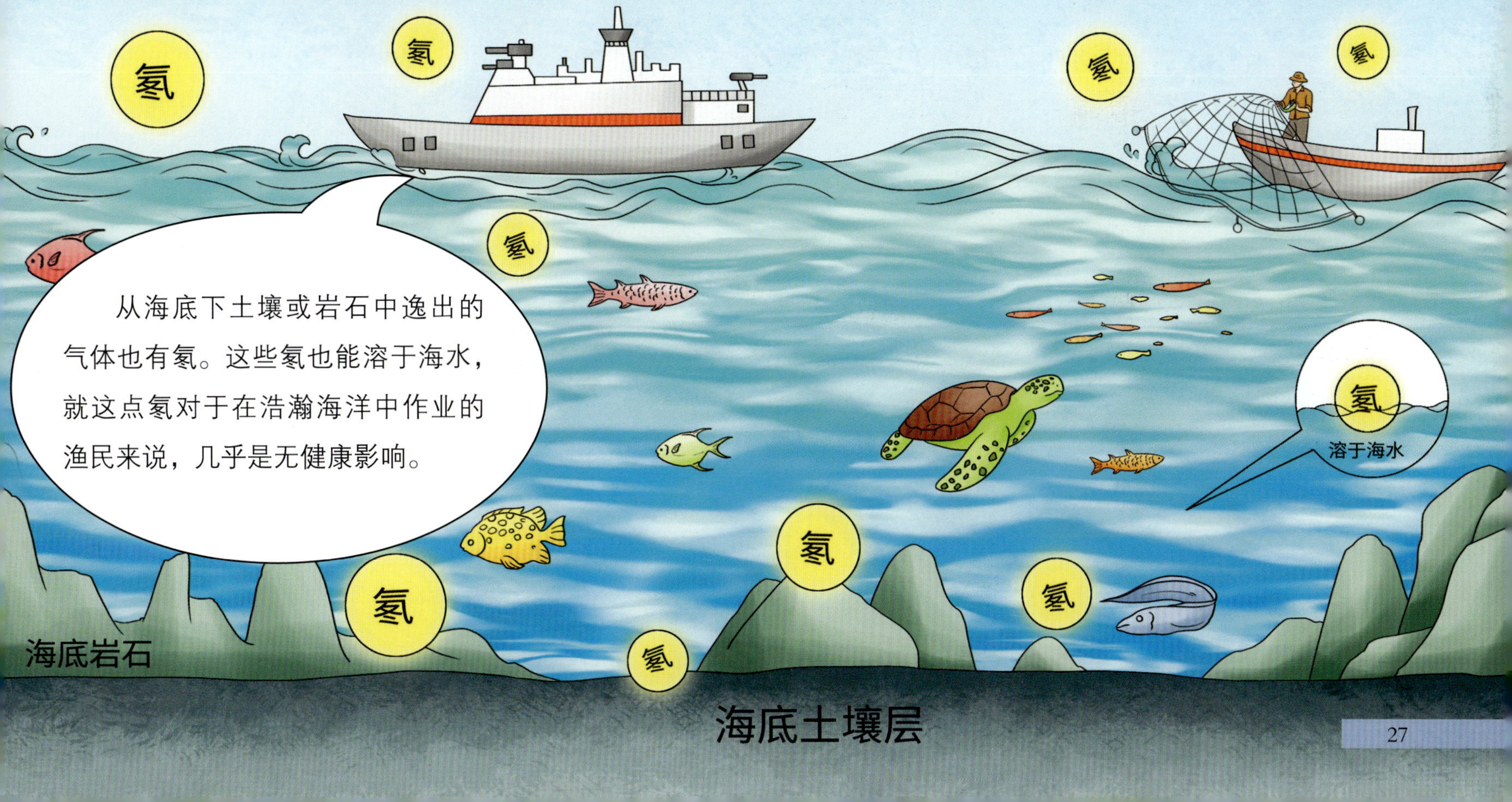

氡浓度的测量

氡浓度的测量方法主要有：径迹蚀刻法、活性炭盒法、驻极体灵敏积分测氡法、脉冲电离室法、静电收集法、闪烁室法、双滤膜法等。

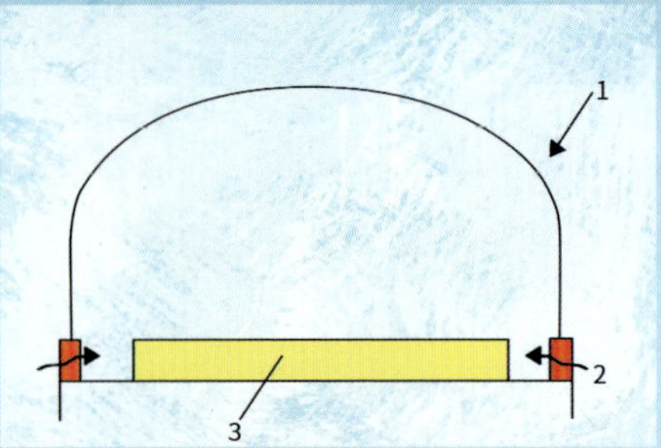

1. 采样盒；2. 扩散窗；3. 探测器

径迹蚀刻法测氡采样结构图

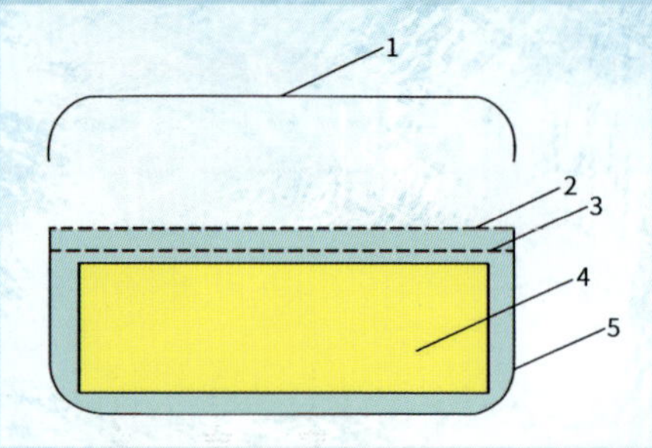

1. 密封盖；2. 扩散垒（可选）；3. 金属网；4. 活性炭；5. 活性炭盆

活性炭盒法测氡采样结构图

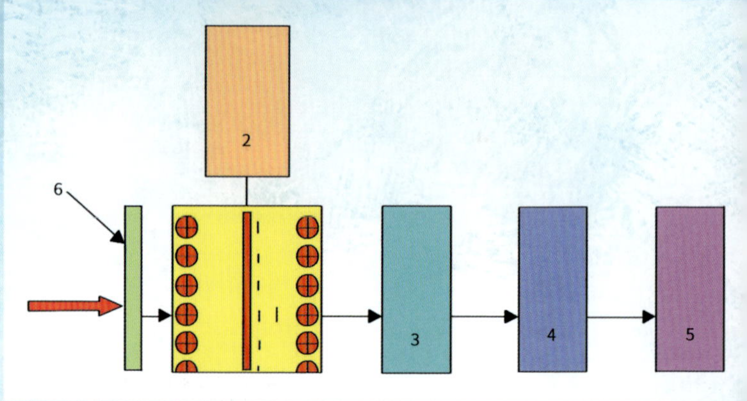

1. 电离室；2. 高压电源；3. 放大器；4. 分析器；5. 计数器或多道分析器；6. 扩散窗

脉冲电离室结构图

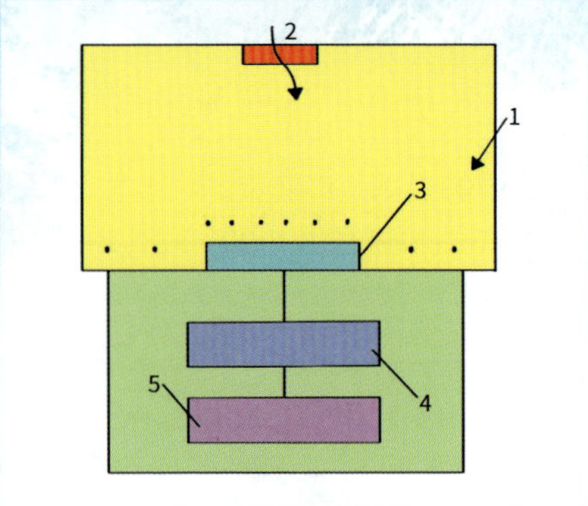

1. 收集室；2. 滤膜；3. 探测器；4. 放大器；5. 能谱分析器

静电收集装置结构图

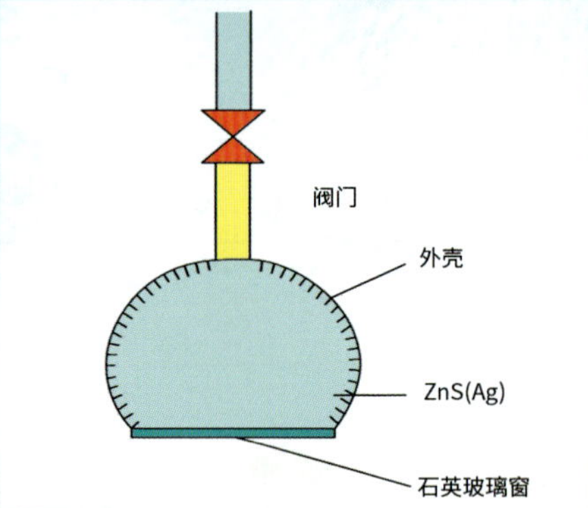

闪烁室结构图

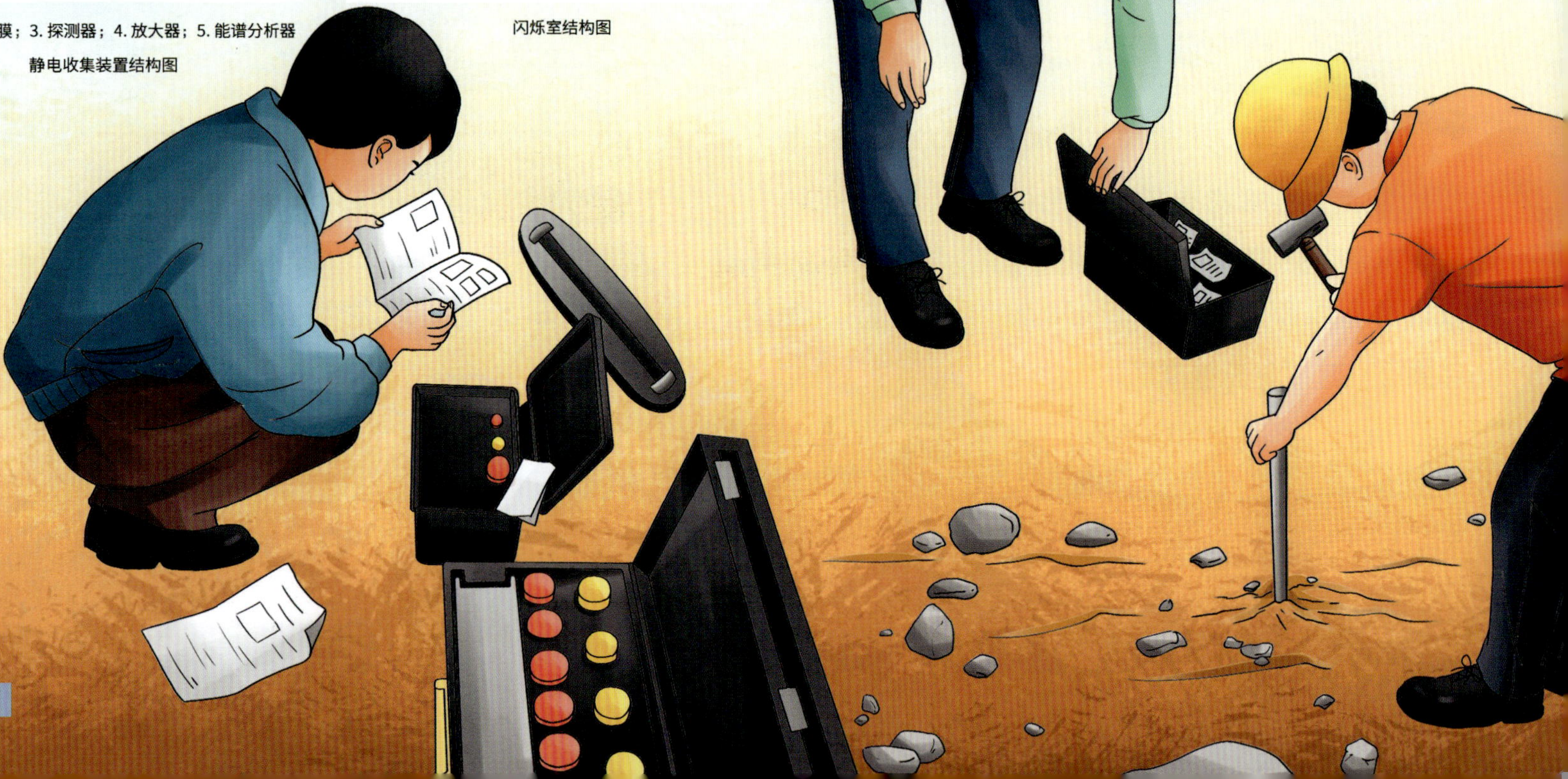

氡的可防可控

室内空气中氡的主要来源是土壤，其次为建筑材料，另外少部分氡来自室外空气、生活用水和天然气中的氡。在这方面国内外专家研发出多种控氡与降氡方法，如吸附降氡法、涂堵阻氡法、降压控氡法、空气过滤法等。

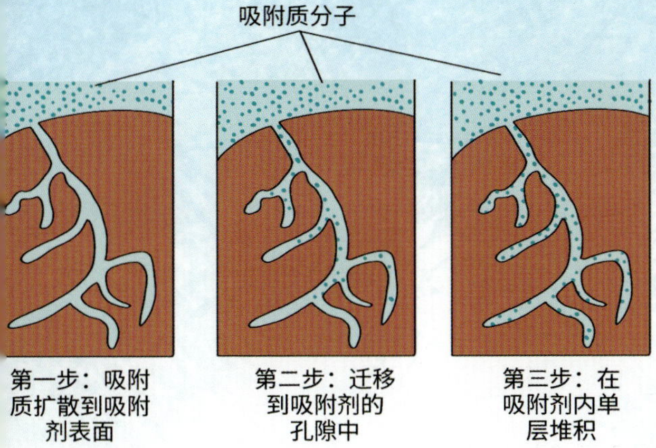

吸附降氡法（活性炭吸附过程示意图）

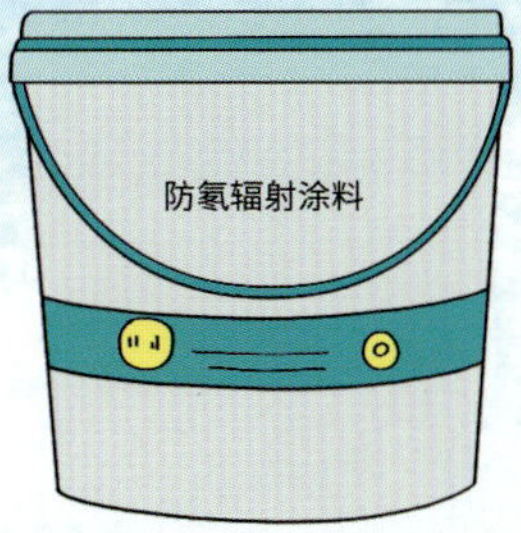

涂堵阻氡法

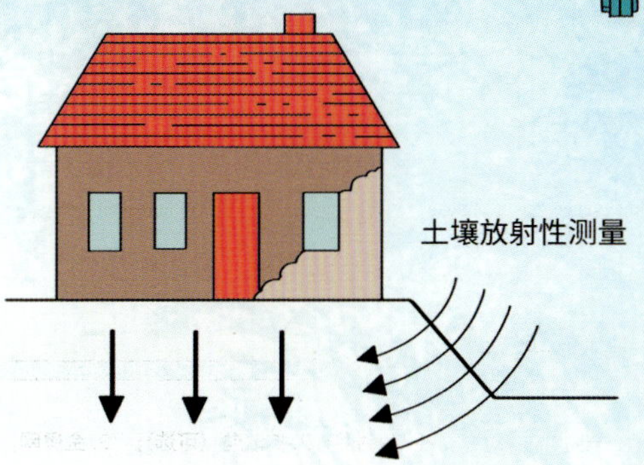

低氡场址选择法

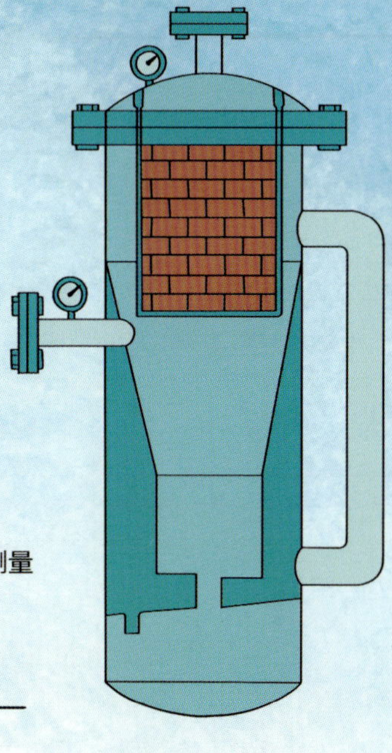

空气过滤法

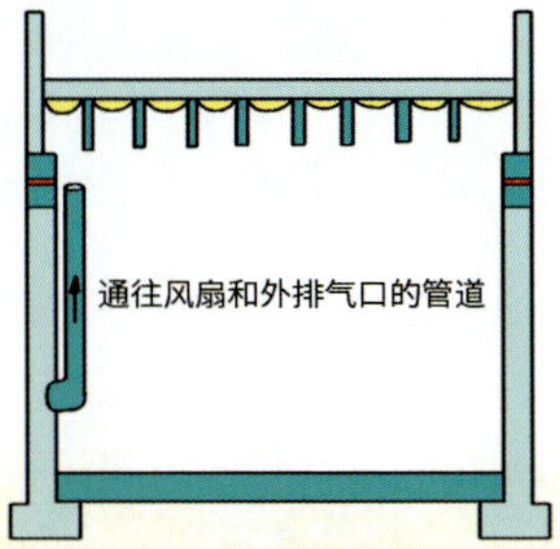

空心墙体降压控氡

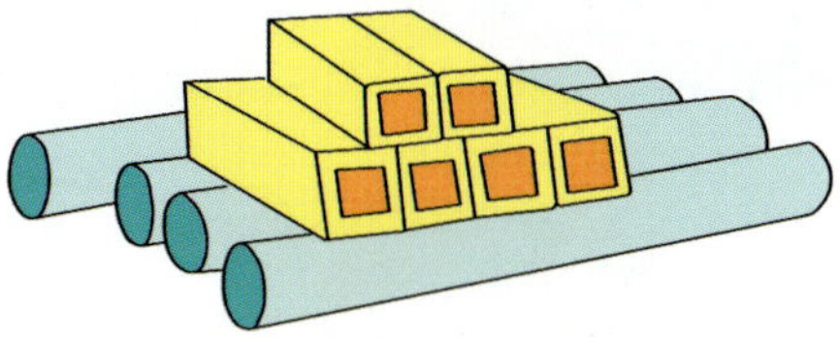

镭-226浓度低的建筑材料

低^{226}Ra（镭-226）建材选择法

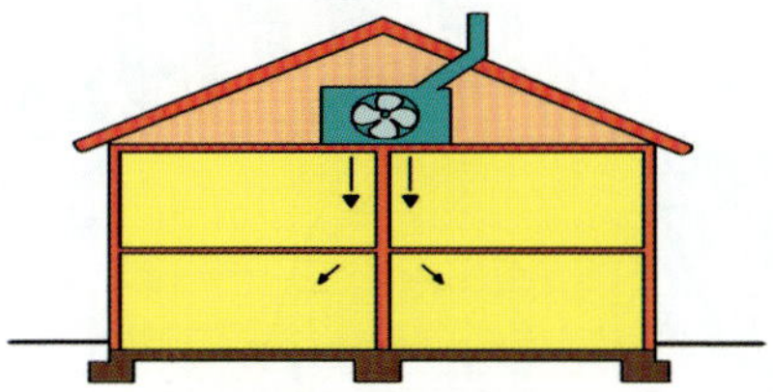

室内机械送风通风增压控氡

增压控氡法

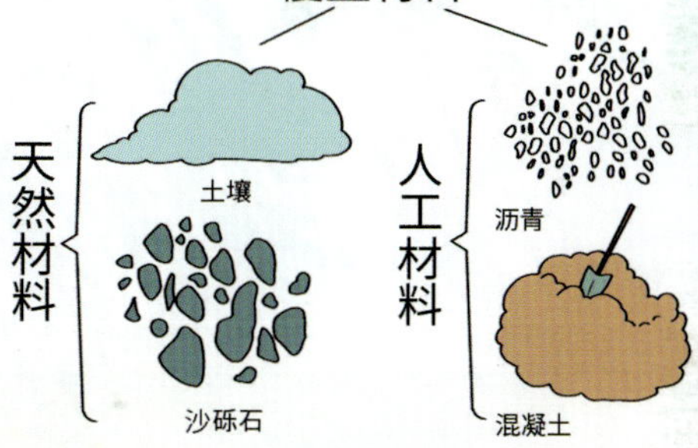

分层覆盖法

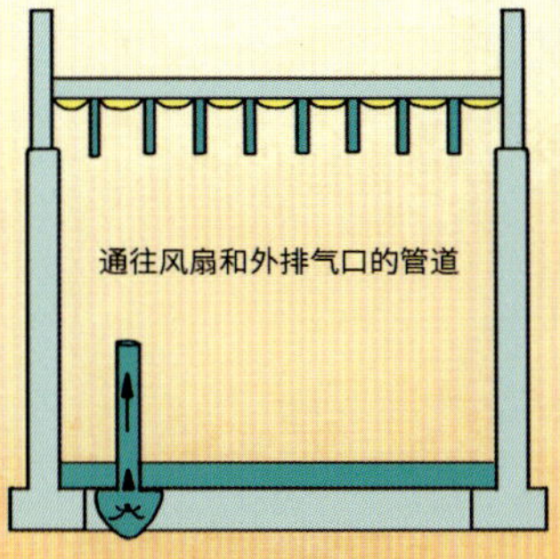

底板降压控氡

降压控氡法

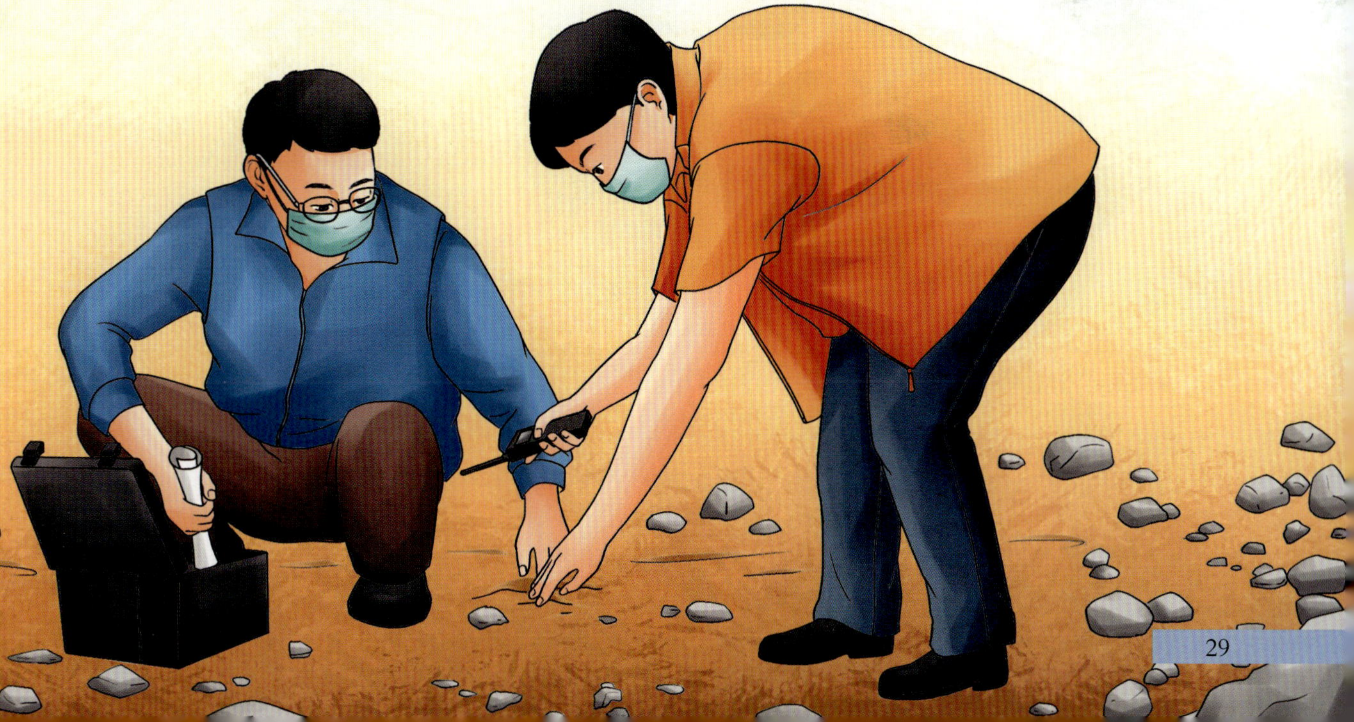

氡的利用

氡对人体健康确实有害，主要表现为氡致肺癌，但氡也有可以利用的一面。

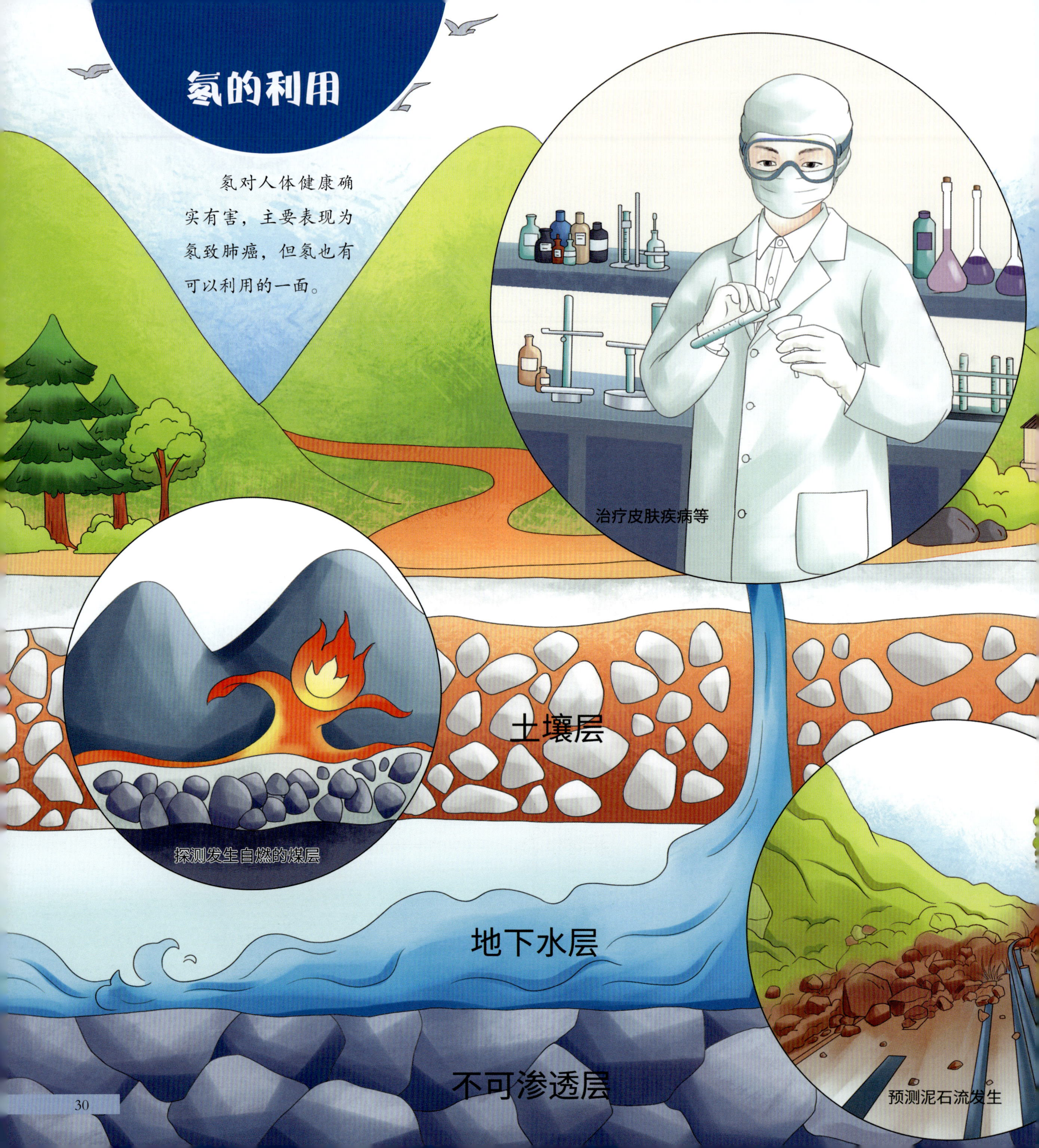

如用于治疗某些疾病、寻找地下水、探测煤层自燃、判断坑道回填、指导建筑选址、预测地震和泥石流等。

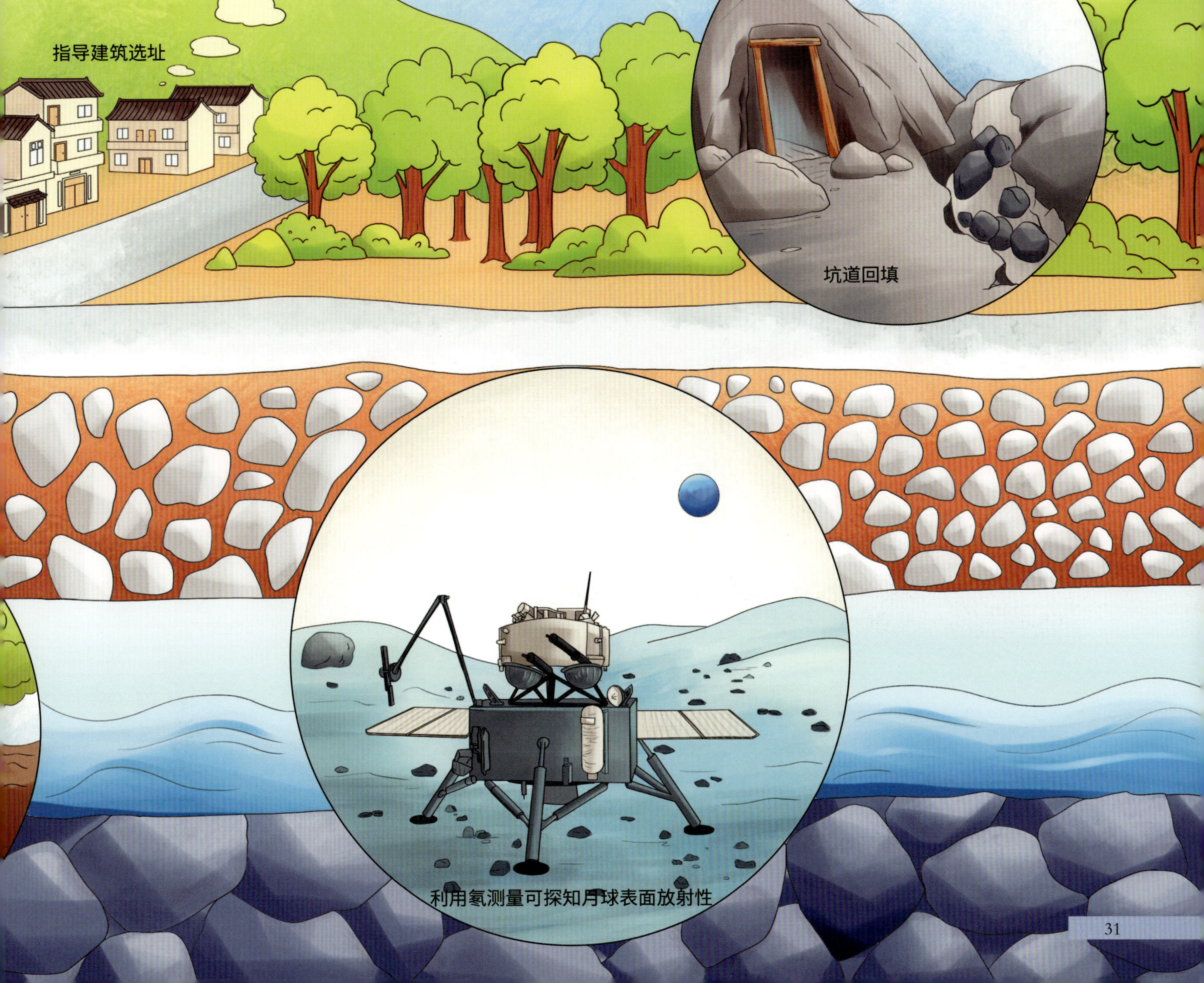

对氢应有的认识及其态度

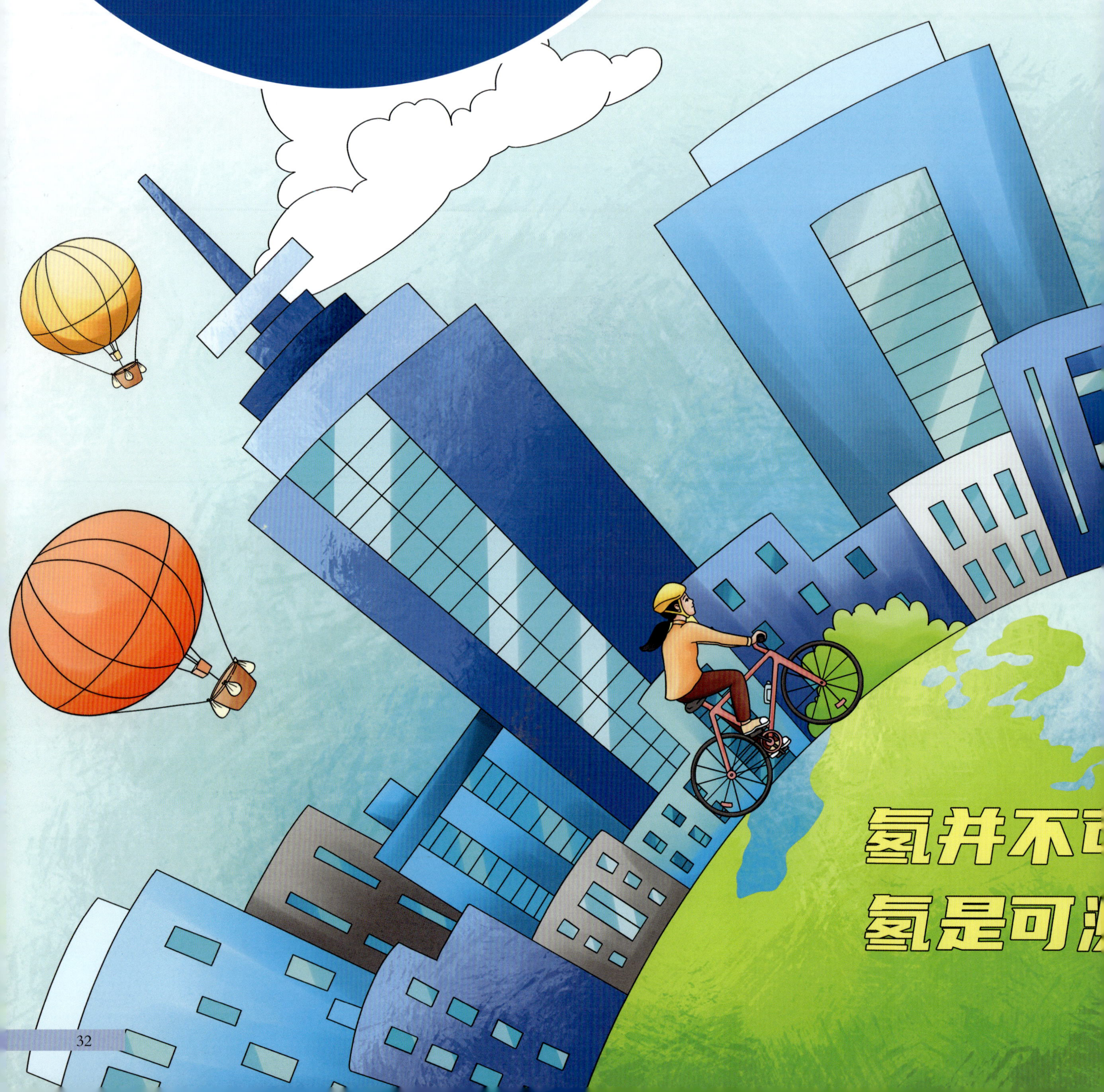

氢并不
氢是可

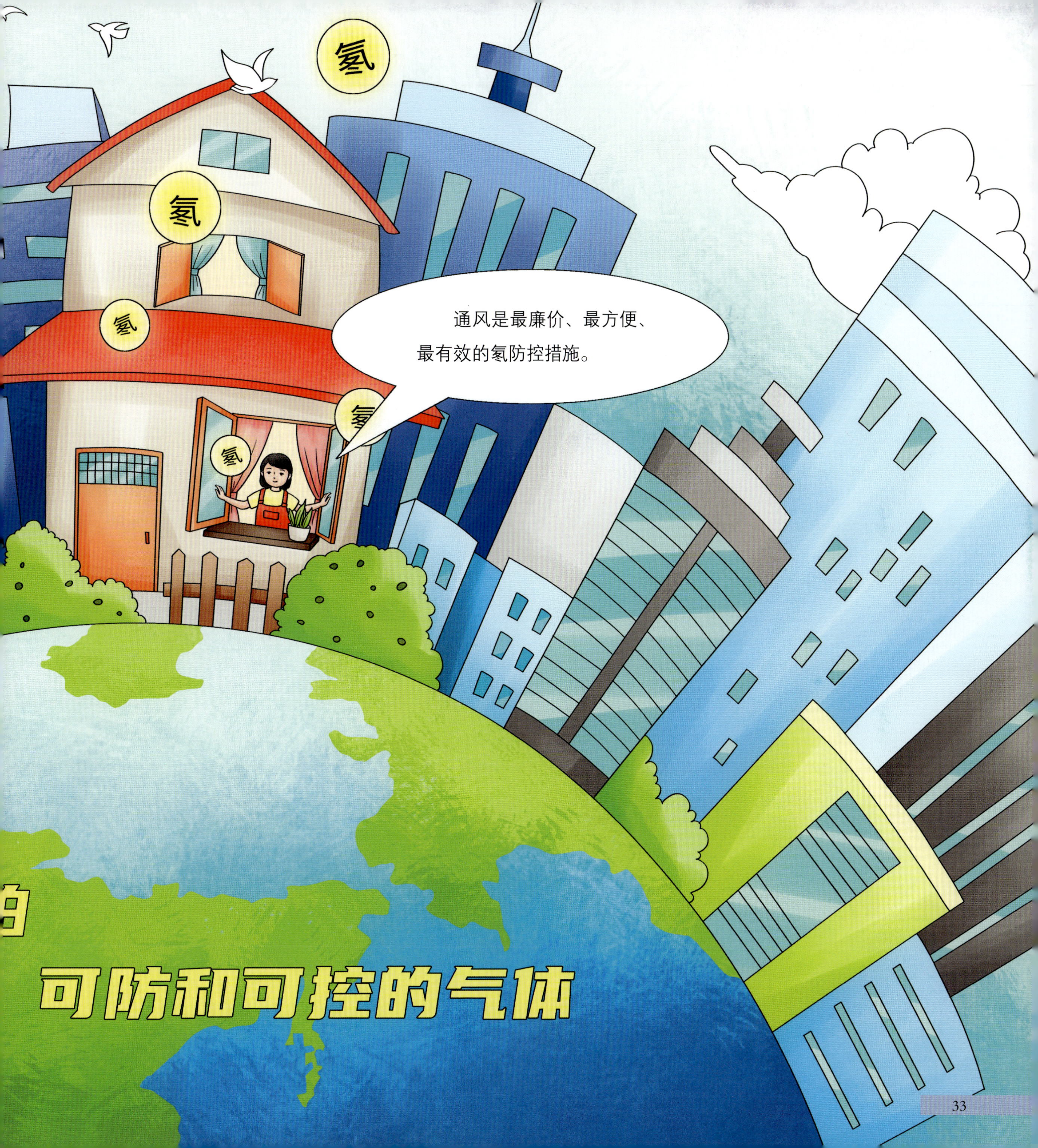
氡
氡
氡
氡
通风是最廉价、最方便、最有效的氡防控措施。
可防和可控的气体

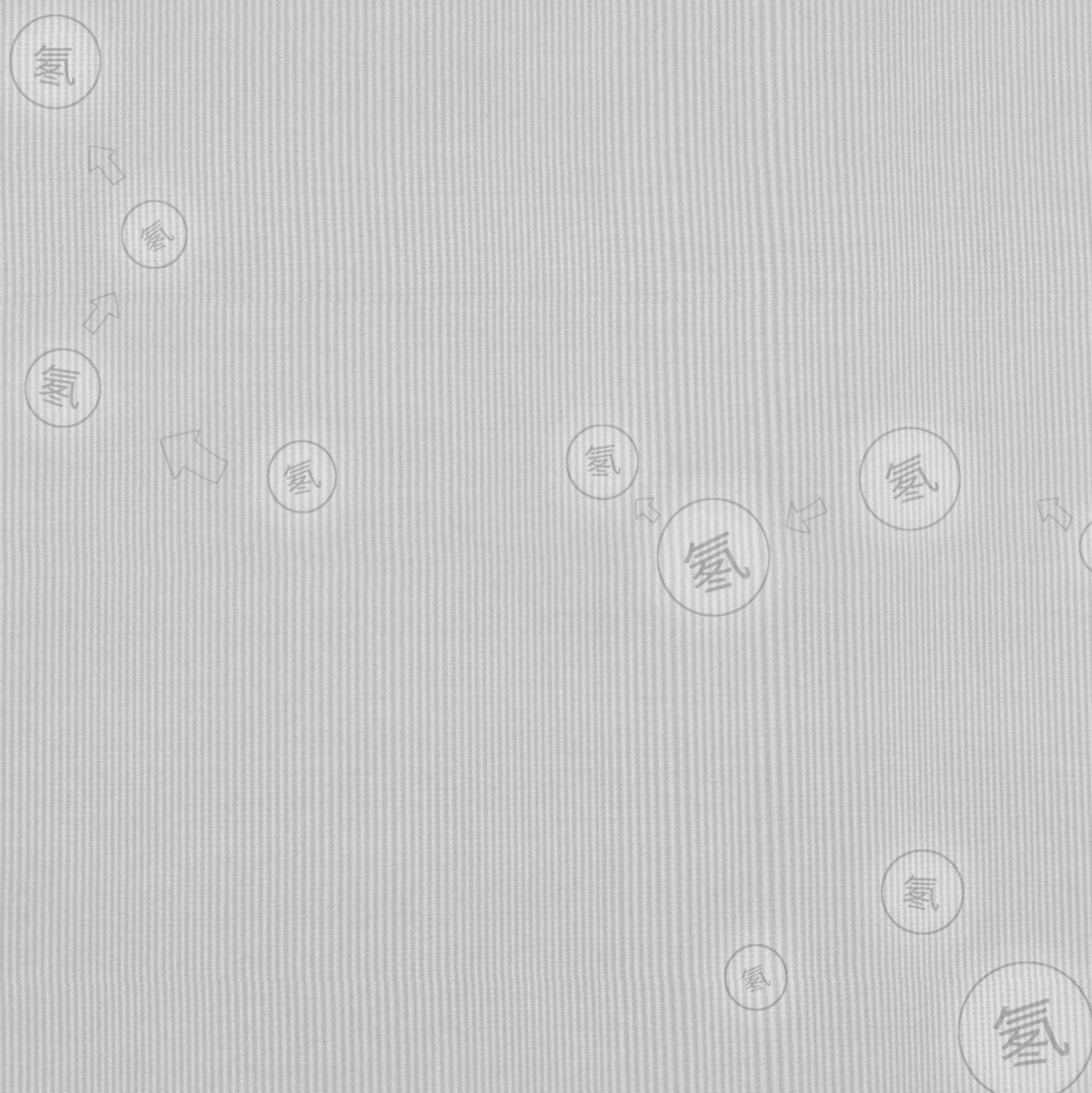
氢
氢
氢
氢
氢
氢
氢
氢
氢
氢
氢

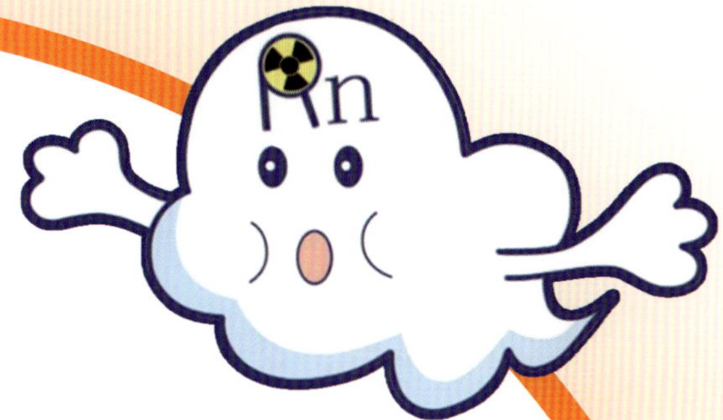

第二部分

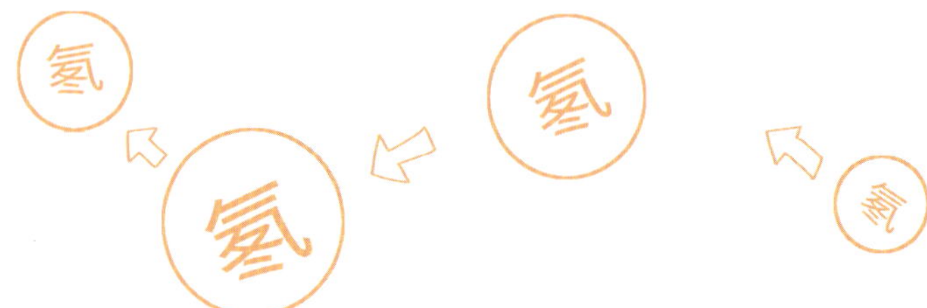

我们一起来读“氡”

第一章

氡的基本特性

1869 年俄国科学家门捷列夫创立了元素周期律。他将当时已知的 63 种元素按照相对原子量大小顺序进行表格排列，把化学性质相似的元素放在同一列，构建了《元素周期表》的雏形，后经多次修改与完善，变成了现代教科书中的《元素周期表》。目前通用的《元素周期表》中共有 118 个元素，其中就有氡元素（元素符号为 Rn）。氡在《元素周期表》中位列第 86 号，属于惰性气体元素。在惰性气体中，氡比较特殊，不仅原子量最大，而且原子核不稳定，具有放射性，无色、无味，可溶于水。尽管氡属于惰性气体，但氡也有为数不多的化合物。

氡（主要是指 ^{222}Rn 和 ^{220}Rn）是德国的弗里德里西·道恩在 1900 年发现，在此之前，1898 年居里夫妇从铀矿废渣中发现了镭元素。镭衰变成氡，其中镭的核素 ^{226}Ra 衰变成 ^{222}Rn；镭的另一个核素 ^{224}Ra 衰变成 ^{220}Rn。从 1896 年法国科学家贝克勒尔发现放射性以来，氡是继铀（U）、钍（Th）、镭（Ra）和钋（Po）之后第五个被发现的放射性元素。

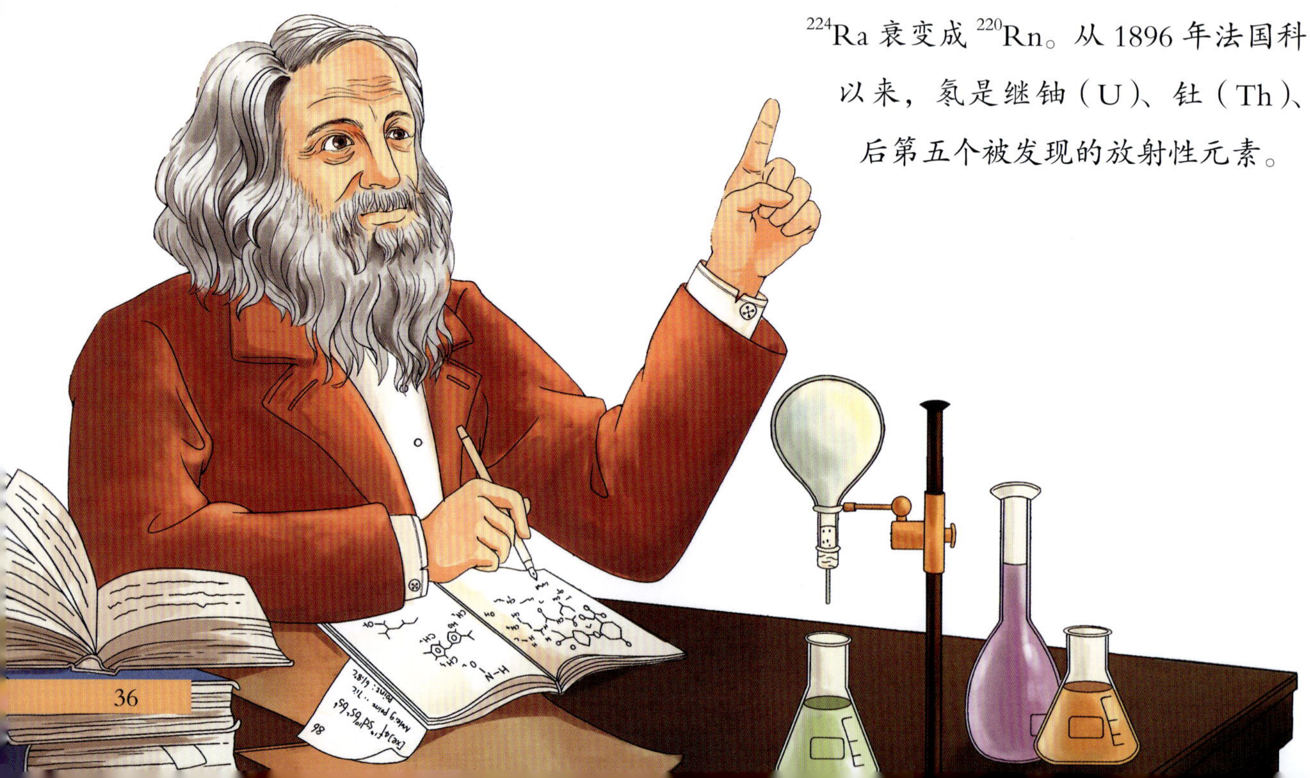

目前，世界卫生组织确认氡为 19 种致癌物质之一，是仅次于吸烟致人类肺癌的第二大诱因。我国每年有 3%~14% 的肺癌是由氡引起。氡及其子体一旦被吸入人体内，就可沉积在呼吸道和肺组织表面。在此过程中氡时刻都在发生衰变，即在不停地衰变中产生 α 粒子。这种 α 粒子具有电离作用，可对气管、支气管和肺内的细胞造成持续性的电离辐射损伤。

在一个标准大气压和常温下，氡是一种单原子气体，密度为 9.73 千克/立方米，约为海平面大气密度（1.217 千克/立方米）的 8 倍。氡为室温下密度相对最大的气体之一，同等体积的氡气比空气的质量要大。正因如此，在没有气体流动或气体分子不做布朗运动（Brownian motion）的情况下，因受地球上的重力作用和影响，相对而言，越接近地表处的氡浓度会越大。但在现实中由于气体分子总要做布朗运动，在氡从建材和土壤中析出之后，特别是经过一定时间再进行检测，会发现该封闭空间内各处的氡浓度十分相近，差异性特别小。

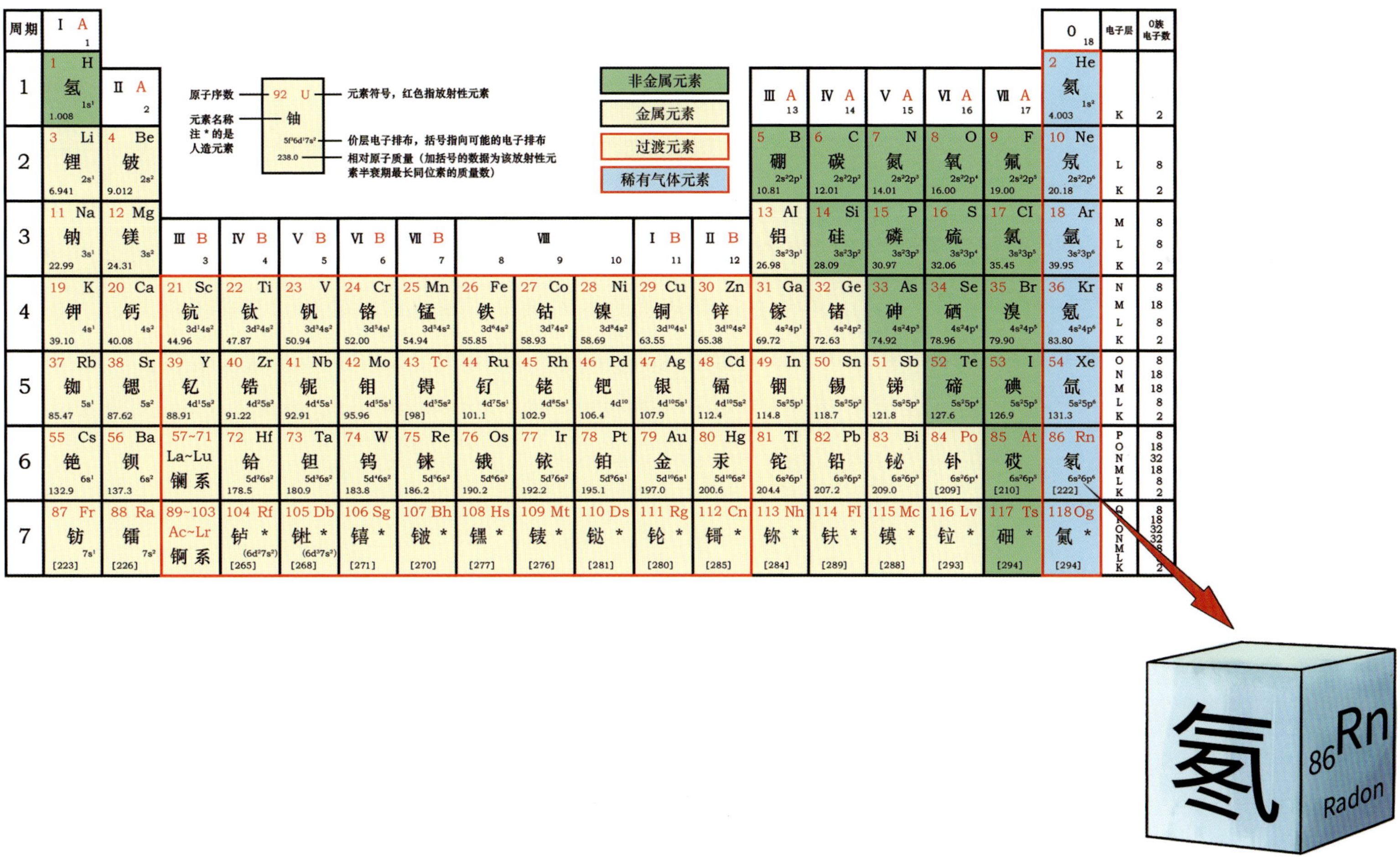

第二章

氡的来源及存在形式

一、地球上无生命的漫长时代

从地球形成到现在，氡始终存在。其原因在于地球上始终存在能够产生氡的放射性核素，它们分别为 ^{238}U（铀-238）、^{232}Th（钍-232）和 ^{235}U（铀-235）。^{238}U、^{232}Th 和 ^{235}U 这三种核素的半衰期都非常长，都是用亿年做时间单位，它们的半衰期分别为 44.68 亿年、140 亿年和 7.038 亿年。正因如此，地球上至今仍存有 ^{238}U、^{232}Th 和 ^{235}U，且仍未衰变完毕。

由于 ^{238}U 、^{232}Th 和 ^{235}U 的衰变能够产生镭的不同核素（分别为 ^{226}Ra、^{224}Ra 和 ^{223}Ra），再由镭产生氡（它们所对应的氡核素分别为 ^{222}Rn、^{220}Rn 和 ^{219}Rn）。尽管它们都是氡的不同核素，但是它们的半衰期各不相同，^{222}Rn 的半衰期为 3.8 天，^{220}Rn 的半衰期为 54.5 秒，而 ^{219}Rn 的半衰期为 3.9 秒。相对于 ^{222}Rn 和 ^{220}Rn 而言，^{219}Rn 的半衰期可谓是转瞬即逝，仅有 3.9 秒的“存活”时间。

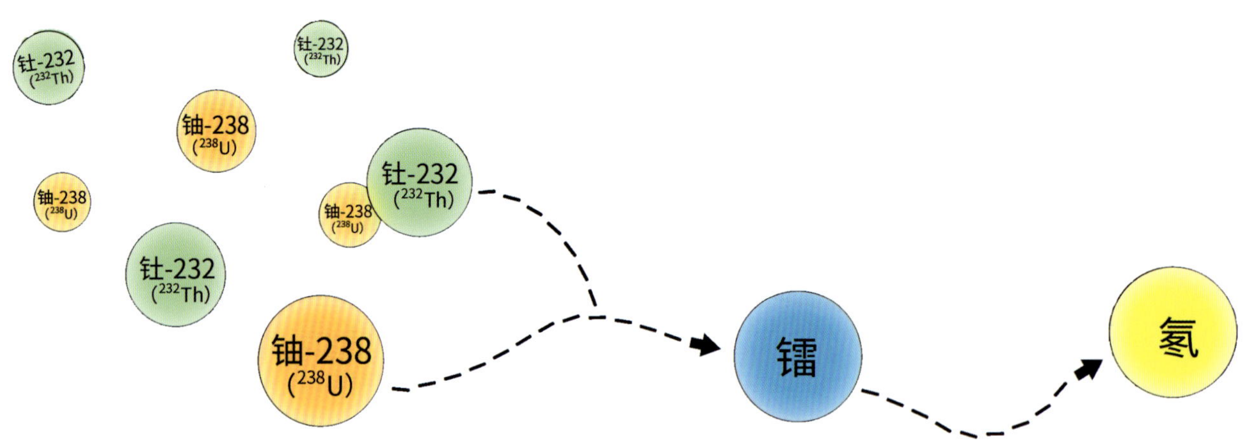

在这里，我们可以想象一下——在地球形成之后的数亿年间就一直存在着氡，氡在不断地产生，也在不断地衰变。若做个对比，地球形成之初和现在地球上的氡量相比，是哪个时期的氡量大呢？一般来讲，对于这样的一个氡量对比的问题，我们现在还是很难判定。这是因为除了考虑氡量在时间上与衰变因素有关之外，还要考虑氡量与人类的活动有关。除了这一因素影响地球上的氡量之外，还有一个因素需要考虑，那就是地球上的火山喷发，在当时地球上也会有火山喷发，这类火山喷发会导致地下氡逸出地表，自然会增加地表与大气圈内的氡量。

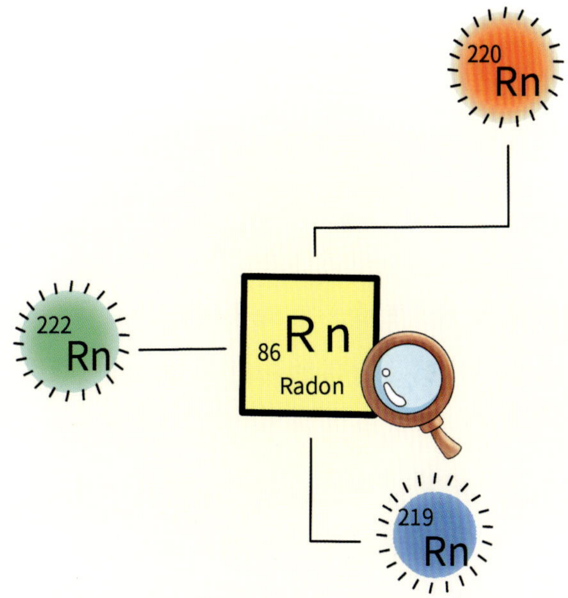

在这里以 ^{238}U 为例进行说明。^{238}U 会发生级联衰变（即多级衰变），形成多种衰变产物，其中第五代衰变产物为 ^{226}Ra。^{226}Ra 的半衰期约为 1600 年，当然还有其他的放射性衰变子体。在地球形成之后的漫长地质年代之中，虽然有氡，但地球上没有生命。在这种情况下谈氡的健康影响或健康危害，确实是毫无意义。

地球上最初的生命源于海洋湖泊，又因氡又溶于水。自然会有人问：“若水中有氡，氡会对海洋湖泊中最初生命的形成有影响吗？”尽管现在尚无这方面的直接科学证据，但可推断，氡对最初生命的形成影响极小，可以说几乎没有任何影响。一是因为当时水中氡相对极少；二是因为氡衰变所放出的 α 粒子在水中的射程较短，且将 α 粒子能量直接转化为对水分子的电离激发，再对水中可能出现的“生命体”产生作用，估计这种作用的概率特别小。因此，当时海洋湖泊中的氡对生命的最初形成几乎无任何影响。

二、地球上生命出现之后的漫长时代

当地球上出现生命，即便是在生命出现的早期，这个阶段也是一个比较漫长的。尽管当时有了生命，但人类还没有出现。对那时的地表情况，可以通过科学推断，设想出诸多画面，但有一点可以断定——在生命演化的某一时段，部分生物体有了较大进化，已经从海洋到了新环境，它们或在陆地开始爬行，或在空中展翅飞行。对于这些生物，它们均生活在一个相对开阔的空间，在这样的空间中会有空气，在空气中也会有氡。因地球有放射性核素，特别是镭的同位素存在，它们会衰变产生氡气。不管怎样，由于当时的生物体处于一个相对开阔的地上空间，这些氡对它们的健康影响不能说没有，即使是有影响，也是极其微小，小到可以忽略不计的地步。

地球上出现了人类，这是地球演化中的一个重大事件。这时的人类被称为古人类，他们主要以分散的群居方式生活。他们在生存斗争中发现了火，并逐步学会了利用火，从而改变了他们的生存与生活方式。古人类利用火可以烧焦被雨水侵蚀的土层，可以通过烧烤动植物获得美味食物，可以用折断的树枝从火中夹取烧烤的食物。这些发现，反过来又进一步扩大了他们对火的利用范围，也通过火获取了更多的美味食物和坚硬的“土物”，这些均为后来我们中华文明（“中国烹饪”“中国陶瓷”“中国中药”“中国中医”“中国筷子”等）的出现奠定了基础。

在漫长的历史进程中，古人类虽然对氡不了解，也不知道地球上还有“氡”这样的放射性气体，但是他们当时的生产生活（包括集体打猎与居住）受氡的影响很小，几乎可以忽略不计。这是因为他们集体居住与打猎的场所，特别是打猎的场所，都是空旷无际的大地；他们生活居住的场所几乎都是开放或半开放的空间，即使生活在山洞中，洞内也许会有氡，但氡对他们的健康影响可谓是微乎其微。要谈氡对人体健康的影响，需考虑两个因素，一是氡的浓度，二是接触氡的时间，两者缺一不可。

到了石器时代，特别是新时器时代，由于古人类的不断进化，大脑容量的增加，加上他们的勤劳和团结协作，极大地推动了社会生产力向前发展，连古人类的住所也有变化，由原来的山洞居住的方式开始转变到基于树枝和茅草等所搭建的“草棚”居住。这时的“草屋”多处于四面透风或局部通风的状态，可见其严密性显然不好。在这种情况下，即使它的周围环境，包括他们建造的“草棚”地下土壤和岩石也能产生氡气，但也因“草棚”与周围通风或通气较好，从而使得“草棚”内外空间中的氡浓度十分相近，且浓度很低。因此，“草棚”内的氡对他们健康影响十分微小，也可以说是毫无影响。

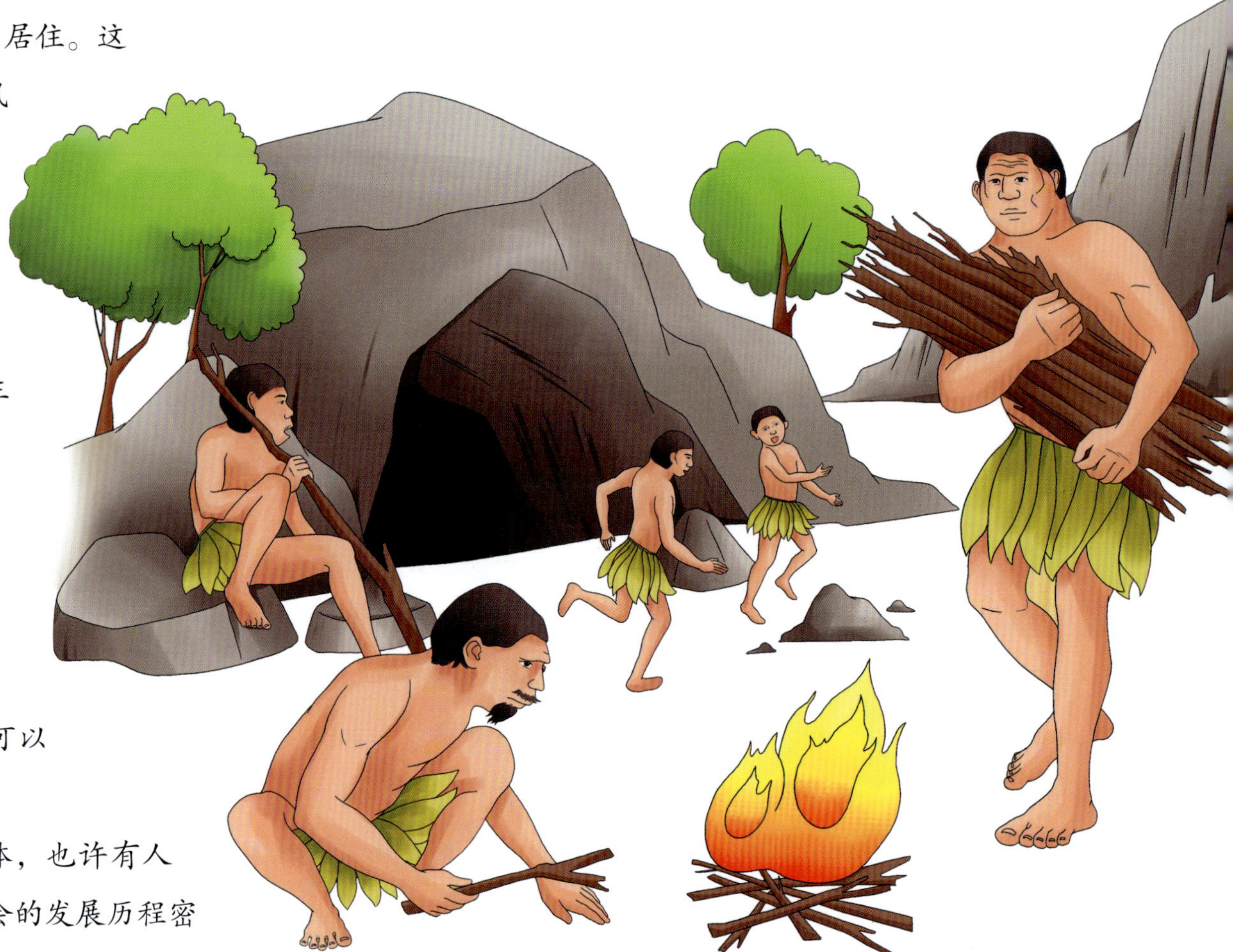

对于氡这样的放射性气体，也许有人会问：“为什么氡会与人类社会的发展历程密切相关？有哪些联系？”之所以氡与人类社会的

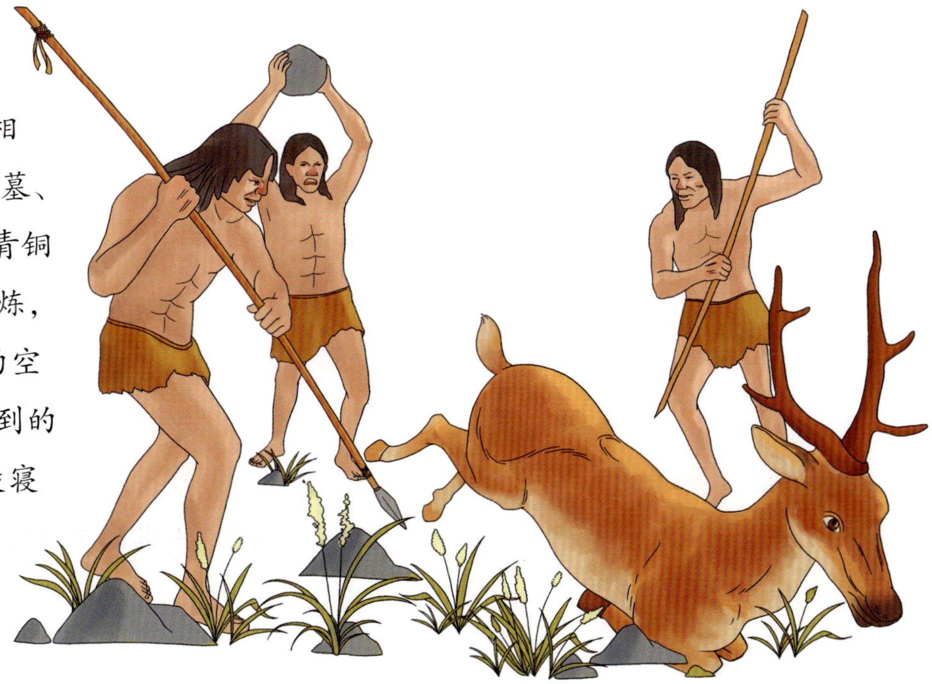

发展史会有联系，其原因在于人类的社会活动改变或改动地球上的岩石、土壤、大气和水体。而这些岩石、土壤、大气、水体与氡的产生密切相关，特别是人类居住房屋的建造、为帝王建造陵墓、开矿冶炼以及其他形式的地表改造行为。比如在青铜器时代，因为古人时常要开采矿石并进行矿石冶炼，在一定的空间内，特别是空气流动与交换较小的空间内，矿工在其中劳作的时间越长，他们所接触到的氡暴露量越多。再比如，古代帝王规模宏大的陵寝与陵墓修建，需要大量人工长时间在地下作业，可以想象，这些人肯定会受到地下氡的辐射影响，大概率也不会有现代人的健康意识和职业防护措施，何况他们在当时根本就不知道“氡”是什么。

长期以来，老百姓的生产与生活（包括居住）状况变化不是很大。我国中南部主要是以农耕文明为主，依然是马拉人扛，居住的场所多是木屋土房；而我国北方的游牧民族，以骑马狩猎为主，居住的场所多为帐篷，如蒙古包。在我国的东南部，特别是沿海一带的渔民，他们常年以捕鱼捞虾为生，其中有些海上人家常年吃住都在水上。在我国的西北地区，很多人居住在窑洞，包括地坑院。由此可见，我国人民常年居住的场所可能会有氡，特别是窑洞内的氡水平相对较高。当然，有些地方的氡暴露问题轻微，甚至处于低氡或几乎无氡的状态，如蒙古包，大多数蒙古包内部与外部大气中的氡浓度处于同一个水平。

由于我国西北地区，特别是陕西和甘肃一带，具有独特的气候和地质地貌，在古代，我国西北人就知道因势利导的道理，就地开挖窑洞用于居住。他们之所以喜欢在窑洞内居住，一是由于他们生存依赖的自然环境所致，其周围都是干旱少雨的黄土高原，直接在黄土上建造房屋的成本就比较低，且容易建造；第二个原因就是窑洞具有冬暖夏凉的特点，深受西北人民的喜爱。尽管窑洞有这么多的优势，但它也有一大缺陷，就是窑洞因与外部环境存在通风不佳的问题，容易在洞内聚集高浓度的氡。为什么会是如此？这是因为黄土高原中的沙土层较多，而黏土颗粒之间比较松散，从而导致地层中的 ^{222}Rn（也叫镭射气）和 ^{220}Rn（也叫钍射气）比较容易穿过土层进入窑洞。这就是西北窑洞“室内氡”偏高的主要原因。

随着经济生活的发展，人们生活条件有了较大变化，外出求学和工作的机会增多，很多人陆续搬离了窑洞。

但仍有人喜欢窑洞的冬暖夏凉，还在继续居住使用，值得提醒的是，在窑洞内居住，一定要注意在洞内常通风，及时降低洞内氡的浓度，树立良好的健康保护意识。

在古代，矿山的开采主要依靠人力和畜力，即便使用采矿工具也是比较简单的一类，如铁镐、铁锤、铁镰等。到了汉代，矿山开采技术有了进一步的提升，出现了矿井支架等开采工具，使得矿山开采的效率得到提高。到了唐代，矿山开采技术更加发达，出现了水力和风力开采技术，使得矿山开采更加高效。

对于历代所开采的矿山，在秦朝开采的矿山主要在南阳一带；到了汉朝，所开采的铜矿主要在山西（运城、中条山和丹阳郡）、浙江（故鄣县）、四川（汉嘉郡）、湖南（桂阳郡）等地，所开采的锡矿主要是在勋西、长沙、律高等地，还开采了金、银、铅、汞等矿产。在隋朝，所开采的矿产主要在河南（新安）、四川（彭山）等地。在宋朝，我们中国人发现了石油。这个时期，位于北方的辽和金所开采的矿山，不管是在数量上还是在规模上，都无法与宋朝相比。尽管如此，他们在黑龙江一带发现了金矿、银矿、铜矿、铁矿，在辽河之源和阴山之北发现了金矿、银矿。北宋所开采的矿山有271处；南宋所开采的金属矿山主要是铁、铜、锡、铅等矿产，分布范围主要在安徽（铜陵）、湖北（大冶）、江西（德兴）、湖南（浏阳）、福建（浦城）、广东（韶州）等地。据不完全统计，明代的金、银、铜、铁、铅、锡、锌等金属产地就有401处。到了清代，基本上是在明代矿业开发的基础上，又在新疆、内蒙古和东北三省开发了新的矿区。在数千年的历史长河中，矿山开采不仅彰显我国劳动人员的智慧和才干，也体现了他们用勤劳和汗水推动了社会进步。在这里需要说明的是，他们在矿山开采中也会接触到氡，只是他们所接触到的氡暴露量有差异，有的人接触氡比较多，有的人接触氡比较少。由于他

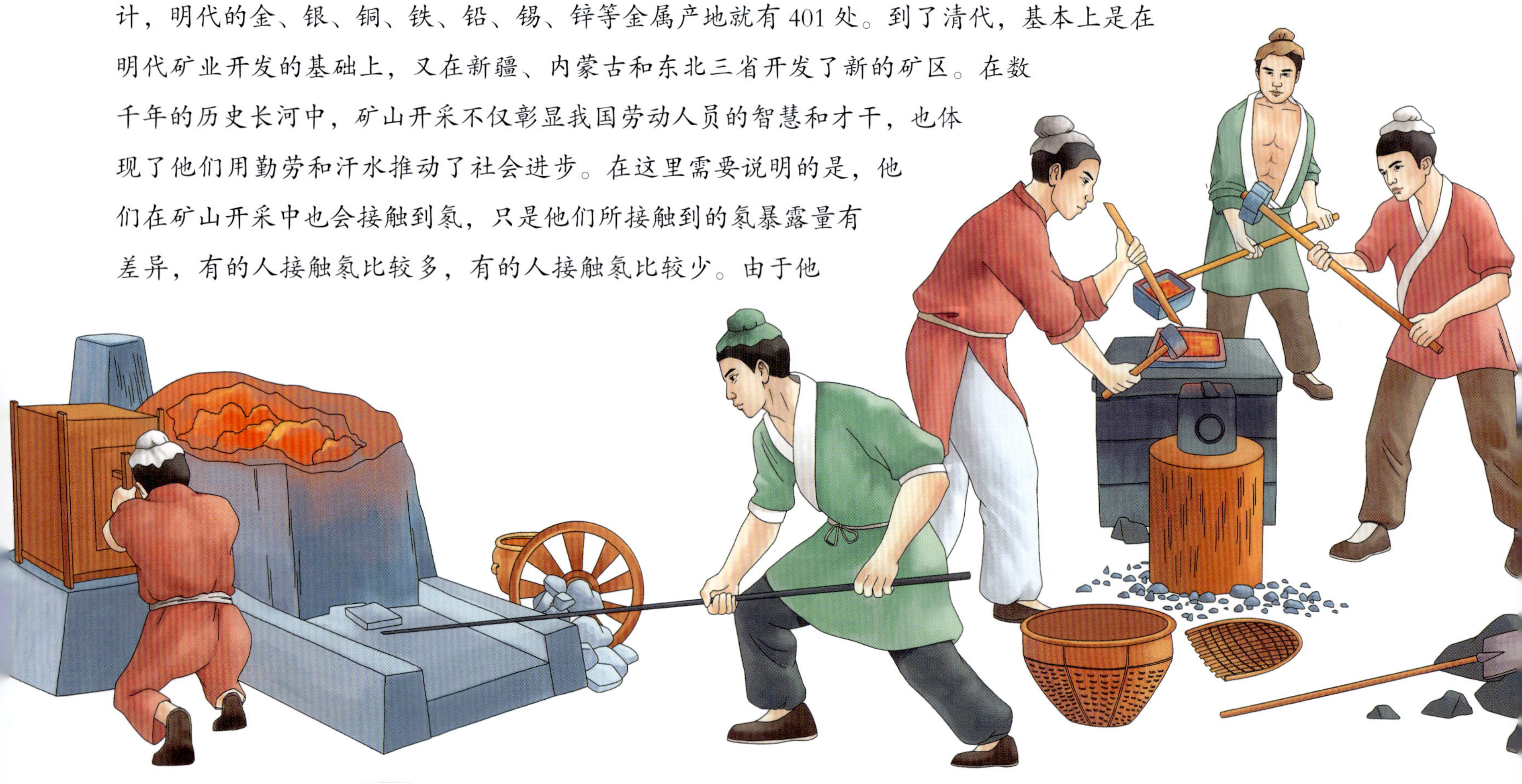

们在当时并不知道矿石开采巷道内会有氡，对氡也不了解，也没有像现在可以检测氡的仪器与设备，加上我们当代人无法知晓他们当年开采矿石的具体场景，因此，我们难以估算当时矿工所接触到的氡暴露量。

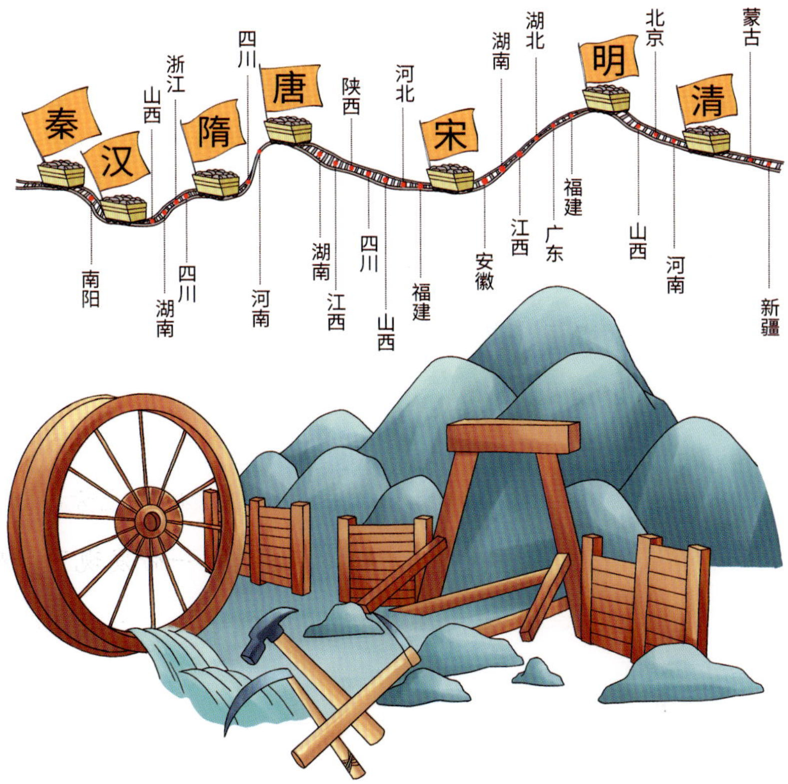

中华人民共和国成立前，外国列强不仅疯狂侵犯我国大片领土，还大肆掠夺我国矿产。他们通过强迫立约、巧取豪夺、欺蒙骗取等恶劣手段取得在云南、广西、广东、山西、河南、四川、安徽、山东等地的开矿优先权、采矿权、优先供应权等。

1895—1945 年，日本勘察了我国境内的煤炭资源，并相继建立了一批侵华机构，先后侵占我国的台湾省、东北、华北、华中、中南等地区百余座煤矿，掠夺了数以亿计的煤炭资源，也造成了数以百万计的中国劳工伤亡，包括诸多“万人坑”的人间悲剧。

1949 年后，党和国家十分重视卫生健康事业，特别关心人民健康和疾病预防工作。在矿工健康方面，我国政府实施了一系列的科学防控举措，包括赤脚医生速成班的举办、健全矿工职业性的预防机构、发放劳保用品、定期健康体检、强化矿山通风等。这些都发挥很好的医防作用。到了 20 世纪 60~70 年代，研究氡的国内高校与科研机构逐步增多起来，极大地推动了氡的测量、氡探测仪器研发、氡的防控等工作的开展。此外，我国在“矿山氡”职业健康防控方面也取得巨大成就，其中 1 例就发生在 20 世纪 70 年代，当时我国某锡矿出现了肺癌高发。这事很快就引起我国领导人的高度重视。在当时领导的批示下，原卫生部立刻组织医务人员和相关专家开展高发肺癌的医学救治与原因研究工作。经过医疗和科研人员的共同努力，很快发现矿山中的砷、氡、氡子体是矿工肺癌高发的“元凶”。随后，矿山方面迅速按照专家意见对砷和氡实施了有效防控，包括加大通风、喷水降尘、让矿工佩戴防尘口罩等，就这样很快抑制住了矿工肺癌高发的势头，极大地降低了矿工肺癌的发病率。

改革开放以来，我国居民的住房条件明显得到改善。由中华人民共和国成立初期的土房、草房、砖土混建、木质房屋等为主的住房条件逐步改善为以砖瓦与钢筋混凝土为主的住房建筑。到了 21 世纪，以楼房建筑成为住房的主流，且高层住房建筑也是越来越多、楼层也越来越高。但到了 20 世纪 90 年代，为了保护耕地与生态环境，在城市不再提倡使用以黏土烧砖方式所制造的建筑材料，而是鼓励使用以矿山冶炼所产生的矿渣、粉煤灰等工业废料制作建材。由于这些工业废料是经过了冶炼或燃烧，导致其中的放射性核素在该过程得到质量浓缩，特别是镭含量的浓缩。若将这些物质作为新型建筑材料使用，尽管某些建材中的镭含量未超标，但因建材中存在气孔，也会使得氡析出率增大；加上建筑外层常有保温层，使向室外逸出的氡量减少，进而导致更多的氡向室内扩散。正因这些原因，导致当代城市中的相当一部分室内氡浓度显著增加，甚至出现氡浓度超标。还有一个原因，就是当前人们生活方式的改变，不管是在我国的北方（低温时使用）还是南方（高温时使用），在日常生活和工作中多使用空调，导致室内空间长时间不能通风换气或换气量不够、不及时，室内氡污染问题开始突显起来，在有些城市，或城市的局部地区或局部建筑，该问题还是比较突出。还有一个因素，就是有些建筑因使用放射性较高的建材进行室内装修，这也会加大“室内氡”的聚集，也会增加氡对人体健康的影响。

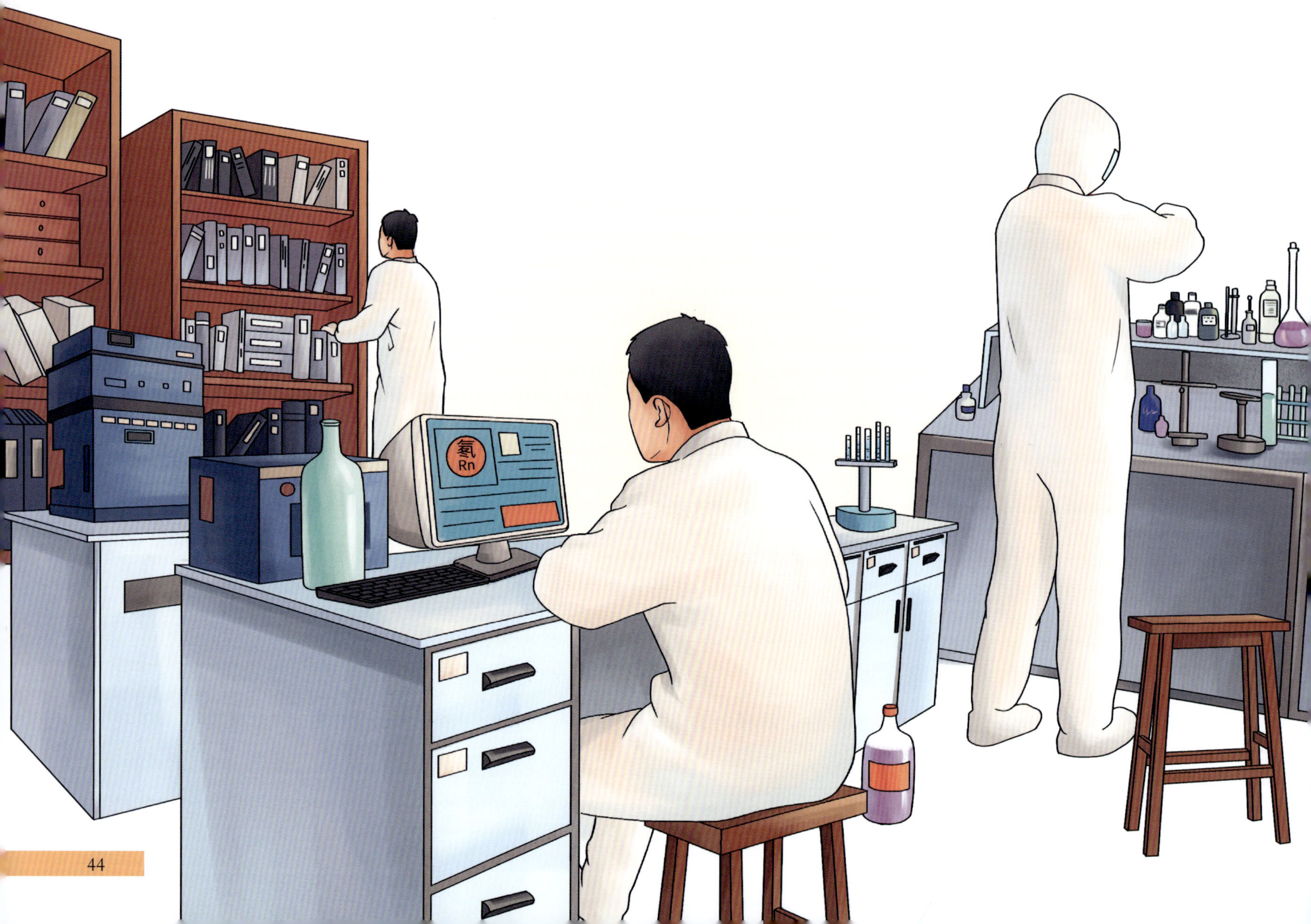

对于“室内氡”，还有其他类型的氡，尽管是低浓度，若接触时间较长，也会对人体健康产生不利影响。现在我们国家对“室内氡”有浓度限值。若房间内的氡浓度在数值上虽然不超过国家的氡水平限值，但这并不能确保居住这样的房间就一定不会有氡致肺癌等疾病的发生。因此，“室内氡”的问题不容小觑。

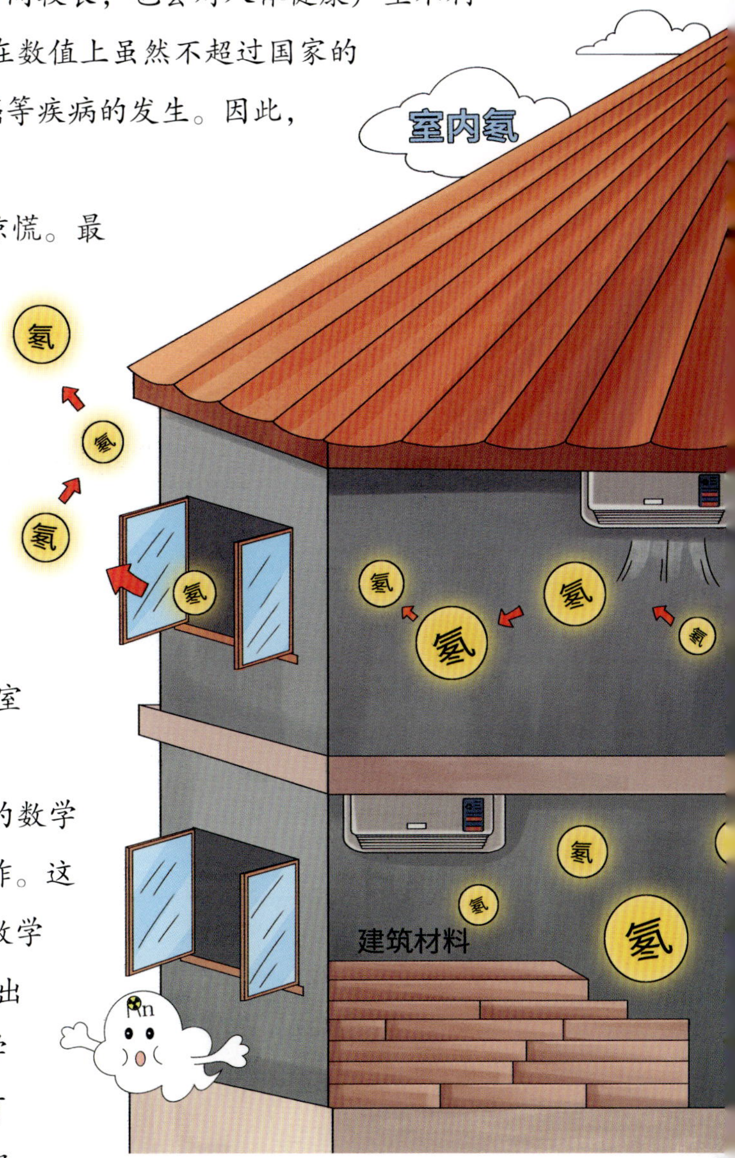

针对室内氡暴露突出或氡浓度超标的问题，请大家不要过度惊慌。最简单的解决办法就是加大居室的通风量和通风频次，减低室内氡浓度。尽管这一举措十分有效，也比较低廉，但在现实中要做到这一点，也并不容易。因为居室通风不利于北方冬季的室内保暖，也不利于南方夏季的室内降温，在这种情况下大家难以做到室内及时通风换气和降低“室内氡”浓度。

除了采用换气通风进行降氡之外，在室内降氡与控氡方面还有多种技术和方法，如活性炭吸附、仪器过滤吸附、氡涂料屏蔽等方法。在本书会有详细的防控技术讲解。请大家牢记一点：包括“室内氡”在内的所有类型的氡，都是可测、可防和可控的。

除采用降氡与控氡措施之外，还可以凭借室内氡浓度预测预警的数学模型，提前指导建筑建材的选择，即开展建材使用前的先导评判工作。这项工作的基本原理就是提前对墙体和地基土层等氡的“源项”开展数学分析，结合实验并拟合出室内不同建筑组件的氡析出率曲线，并求出经居室门窗等逸出室外的氡质量，在此基础上建立室内氡浓度的数学模型。利用该模型所研发的应用软件不仅可以提前预测室内可能有的氡浓度，也可研判该氡浓度是否超过国家标准中所规定的氡浓度限值，从而指导室内建材的选择和优化居室内的尺寸设计；此外，对于已经建造好的房屋，可以依据“室内氡”的国家标准限值判断它是否超标，若超标，可以据此指导门窗改造和给出必需的通风时间和通风频次等建议。这就是该预测预警模型的应用价值所在。目前，这项工作正在研发之中。

在当前，建筑节能已成为落实“可持续发展”政策的重要领域。尽管建筑节能的实施有许多益处，但“室内氡”的防控问题不可轻视，值得关注。有关研究表明：建筑节能技术的使用在一定条件下可能会导致“室内氡”浓度增加。因此，在新型节能建筑的设计中，既要控制通风的低空气交换率，也要定时开通通风系统。只有新鲜空气的流入，才能稀释室内的氡浓度。此外，降低新节能建筑室内居民的氡暴露量，关键要在造房和装修时应采

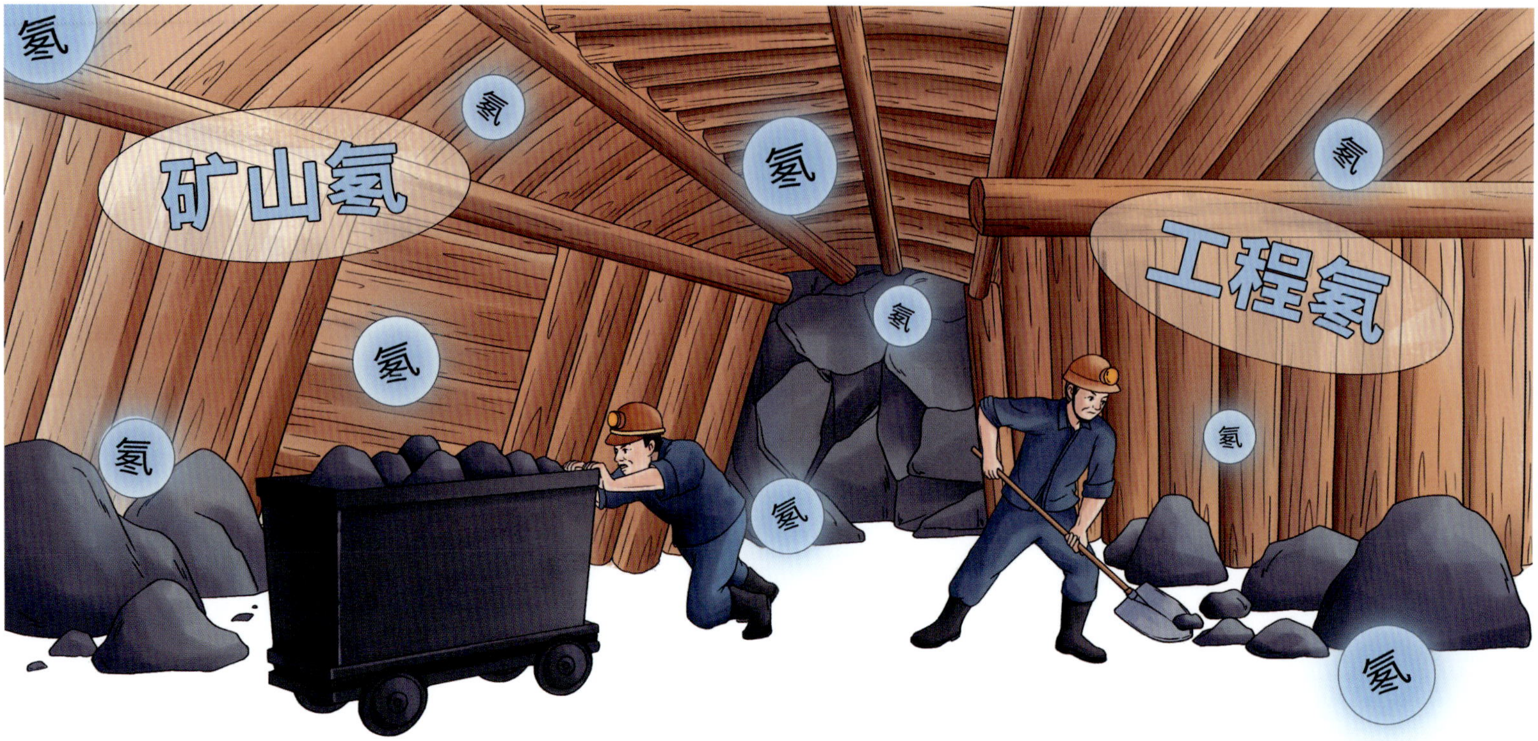

用 ^{226}Ra 含量较低或极低的原始材料。这项新型建筑技术正在推广之中，预计在不远的将来这种氡的防控技术和节能减排要求会有效融合，产生出更加优质的建筑产品，更利于“室内氡”的防控。

“矿山氡”主要来自矿石开采过程中由矿山坑道或巷道、开采破碎面、矿体裂隙等部位所产生并逸出的放射性气体氡。尽管坑道和巷道内有水，水也能溶解一部分氡，但大部分氡及其子体仍在巷道内，势必对在这里长期作业的矿工会产生一定的氡暴露，对矿工的健康有一定的影响。为了更好地保护矿工的身心健康，有必要监测坑道和巷道中氡及其子体，有必要时研究坑道或巷道中氡的分布规律及其健康风险等科学问题。这里的氡析出量不仅与矿石开采区域及其周围矿体的镭含量及其分布有关，也与这里的地质构造、开采裂隙带、含水层厚度、巷道温湿度、有无通风及其通风量、粉尘粒径等因素有关。

对于煤矿，在实际监测中不仅要密切关注煤矿开采过程中瓦斯气体的浓度，也应有相应的保护措施防止瓦斯气体爆炸。通常情况下，在开采巷道和采煤区采用不带电的氡浓度监测方法，如活性炭吸氡法和固体径迹法。需要说明的是：这两种方法都属于被动式的累计测量，无法对氡实现连续的瞬时测量。如果需要开展对氡浓度的连续监测，就应采用带电体测氡仪器。而这种带电体的测氡装置只适用于瓦斯气体浓度极低的煤矿，此外，采煤区内的瓦斯气体浓度不是一成不变，而是时刻都在变化，总的趋势是向高浓度发展，因此，在采煤矿区带电体测氡仪器是极其危险的事情。正因如此，针对煤矿研发出具有带电屏蔽功能的防爆测氡仪器至关重要。

随着我国科学技术的进步，目前地下开采的机械化程度都在不断提升，新技术导致地下开采人员的工作时间和人数都在明显减少。在这种情况下，矿工在矿山开采中所接触的氡暴露量明显减少，加上矿工在作业时比较注意自身防护，采取了必要的防控措施，加上矿井通风系统在设计上有了很大的改进，这些均是目前减少矿工氡暴露的具体实情。但在有些地方，依然存在矿工自身健康防护措施不到位和自我保护意识不强的事情。这也是出版该科普书的主要意图之一，就是让更多的人了解氡及其健康危害，先把自身的健康教育和健康防护工作做好。

近年来，我国各级政府更加重视矿工的职业健康问题。特别是2018年以来，在全国范围内开展尘肺病患者调查与随访工作，达到了摸清底数、了解存量与增量的目的，为今后职业病防控和职业病患者救治提供了数据支撑。对于“矿山氡”的防控问题，目前在有些地方、有些企业还是没有做到应有的重视，因此，今后对氡的防控工作仍要高度重视。目前，我国一些从事氡科学研究的专家主张在国家层面设立“氡防护宣传日”或“氡防护活动日”。此项工作建议很有现实意义，也很有必要。

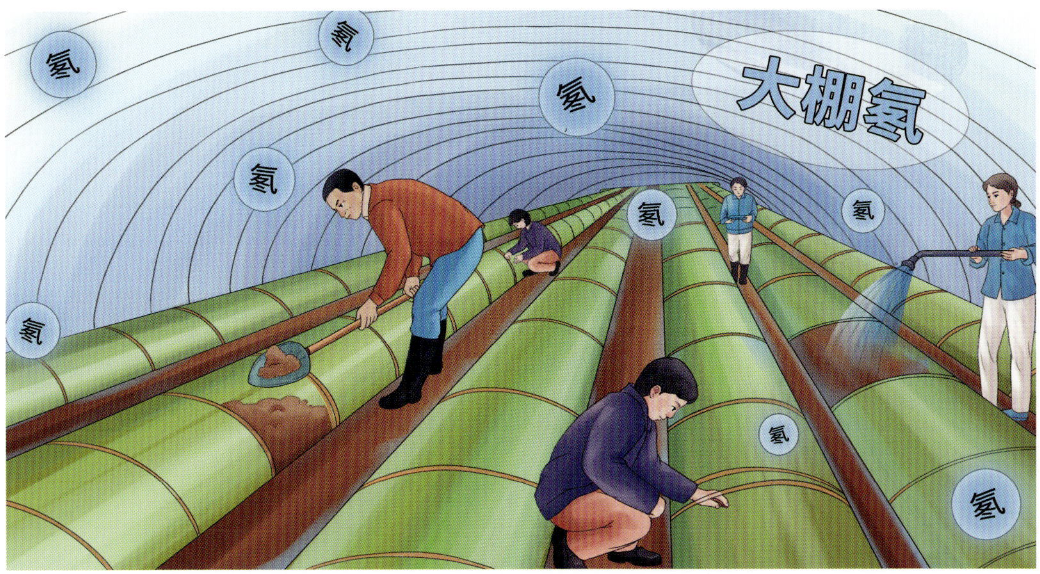

除了上述领域存在“氡的问题”之外，在目前还有一种情况值得关注，这就是北方种植蔬菜的大棚。蔬菜大棚与地面构成一个相对封闭的空间，特别是在北方的冬季，正是利用大棚种植蔬菜的时机。经检测发现，有些北方大棚中的氡浓度偏高，种植户几乎是每天都会在大棚内劳作，就这样他们接触到了大棚内的氡。这种氡暴露与其他类型的氡暴露都具有健康危害作用。为此，要解决这个问题，最好的办法就是对大棚经常通风换气。这是解决该健康问题的关键所在。实际上，解决这个问题的难点也是通风换气，因为在北方冬季利用大棚种植蔬菜，要保持大棚内的温度和通风换气是一对矛盾。在这里为了更好地表述这一类型的氡，将其称为“大棚氡”。“大棚氡”对种植户所造成的氡暴露主要取决于在大棚内的劳作时间和氡浓度。因此，可从减少在大棚内劳作时间、增加通风时间和频次等方面保护种植户在大棚内少接触不必要的氡暴露量。

第三章

氡的健康危害

氡为次于吸烟致肺癌的第二大危害因素。氡致肺癌的主要根源就是 ^{222}Rn 及其子体发生 α 衰变。α 衰变主要是发射出 α 粒子。α 粒子由两个质子和两个中子构成，带两个正电荷，穿透能力很弱，纸张或人体皮肤就可以阻挡住绝大多数的 α 粒子。由此可知，体外的氡通常不会对人的体表造成直接的严重危害，但氡是一种无色无味的气体，会在不知不觉中被人吸入体内。氡一旦被吸入体内，其危害性就凸显出来，其“元凶”就是氡及其子体衰变所释放的 α 粒子。对于 ^{222}Rn、^{220}Rn 和 ^{219}Rn，它们发生衰变都会产生新的核素，而这种新产生的核素仍具有放射性，还要发生放射性衰变。人们把这种现象称为级联衰变。对于 ^{222}Rn 的级联衰变产物（或称为“氡子体”）主要有 ^{218}Po、^{214}Pb、^{214}Bi、^{214}Po、^{210}Pb、^{210}Bi、^{210}Po。这些核素虽不再是气体，但它们仍具有放射性，直到衰变为稳定核素 ^{206}Pb 为止。当这些放射性核素一旦在人体衰变产生，它们会沉积或扩散到肺部的支气管、细支气管、肺泡等区域，且在这些区域 ^{218}Po、^{214}Po 还会持续发生 α 衰变。这些 α 粒子会持续攻击附近的细胞，如分布于呼吸道内表面的上皮细胞，引起电离或产生由自由基介导的间接效应，都有可能导致细胞功能受损，包括诱发染色体发生畸变或产生 DNA 损伤。实际上，除 α 粒子发生上述辐射损伤之外，在 ^{222}Rn 级联衰变过程中，也会释放 β 粒子、γ 光子。这些射线均会产生辐射损伤。尽管如此，在体内造成辐射损害的主要因素还

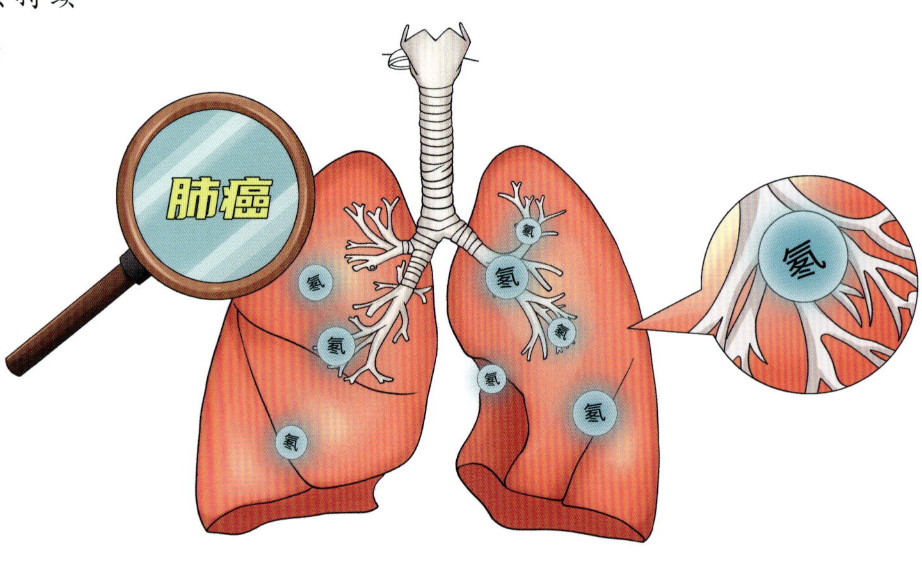

是 α 粒子。

在地球上，氡的主要核素分别为 ^{222}Rn、^{220}Rn 和 ^{219}Rn。由于它们的半衰期不相同，即有长有短，这导致它们进入鼻腔及其后续呼吸系统内的行为各不相同，其中 ^{222}Rn 的半衰期是 3.8 天，^{220}Rn 的半衰期是 54.5 秒，^{219}Rn 的半衰期是 3.96 秒。即使 ^{219}Rn 能够进入人的鼻孔，但它进入肺内的概率也很小，甚至是不可能，因为它在呼吸道前端运动时就发生了衰变。而 ^{222}Rn 就不同。若室内有 ^{222}Rn，它就很容易进入人的呼吸系统，因为它的半衰期是 3.8 天，远大于 ^{219}Rn 的半衰期 3.96 秒。一旦 ^{222}Rn 被吸入鼻腔，进入人的呼吸系统，就比较容易进入人的肺泡和血液循环系统中，又因脂肪可吸收氡，所以 ^{222}Rn 就可以到达人的血液循环系统，并在人的血液系统等组织内随之运动，且随时衰变出 α 粒子。α 粒子在人体内可造成细胞内 DNA 损伤。正因如此，氡可致肺癌就容易理解了。尽管当前放射医学界对氡致白血病尚无定论，但对氡是否可诱发白血病这个问题，仍有待于进一步研究。目前有人提出一种科学假说：氡及其子体通过呼吸系统进入人体而诱发白血病的概率比较低，但氡的子体通过食入和饮入两种方式进入人体，通过在体内长时间的转移和富集，特别是在骨髓及其附近的长时间富集，就有可能诱发白血病。在氡的子体中，^{210}Pb 和 ^{210}Po 就比较特殊，与 ^{222}Rn 的其他子体相比，不仅它们的半衰期相对较长（^{210}Pb 的半衰期是 22.2 年、^{210}Po 的半衰期为 138.4 天），分别属于高毒和极毒放射性核素，而且在地质环境中均存在，在特定的地质条件下 ^{210}Pb 和 ^{210}Po 在土壤和水系中的含量还相对较高。正因如此，像 ^{210}Pb 和 ^{210}Po 这样典型的氡子体也可通过食物链进入人体，也可通过饮用水途径进入人体。一旦它们进入人体，就可能通过消化系统和血液循环系统进入骨髓及其附近，如图 1 所示。

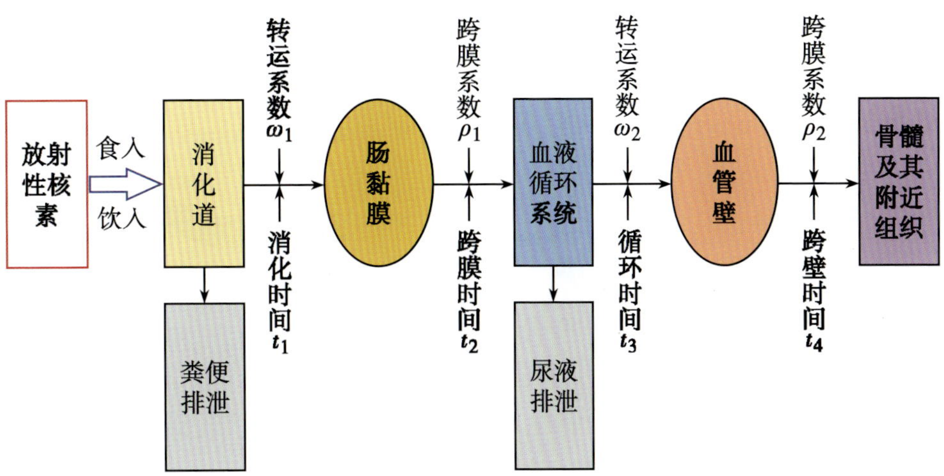

图 1　^{210}Po 与 ^{210}Pb 经食入和饮入方式进入体内并转至骨髓及其附近组织的示意图

由于通过食入和饮入两种方式进入骨髓及其附近的 ^{210}Pb 和 ^{210}Po 量极其微小，一般情况下不会轻易诱发白血病，但这两种放射性核素在人体内长时间积累，就有可能诱发白血病。目前这仅为一种科学假说，仍待于进一步科学验证和完善修正。

对于氡的健康危害问题，我国各级政府都十分重视。从保护人民健康出发，我国已制定与氡有关的十多项法规和标准，用于指导氡的测量及其防控工作。此外，在我国科技界，特别是在辐射防护、放射卫生、放射生态和放射医学等领域，有许多专家特别关注氡的辐射效应及其健康防控等问题。2007 年潘自强院士在北京组织召开第 304 次香山科学会议，在会上潘自强院士呼吁：应密切关注天然放射性气体氡对健康的危害等问题。2020 年 12 月肖德涛教授发起召开第 692 次香山科学会议，再次对氡的测量、健康危害和防氡降氡等开展学术交流。这两次都属于专门讨论氡科学问题的香山科学会议，连同第 618 次香山科学会议（张丰收教授发起）、第 690 次香山科学会议（丁库克研究员发起），至今共有 4 次香山科学会议涉及氡的问题。在 2021 年，国内 15 名专家一起提出我国氡的现状及需要解决的科学问题，很快得到国内有关单位和国家高层领导的重视。

无论如何，氡的健康问题仍然存在，而且在有些地方还十分突出。所以，氡的健康危害及其科学防控问题需全社会的共同关注。

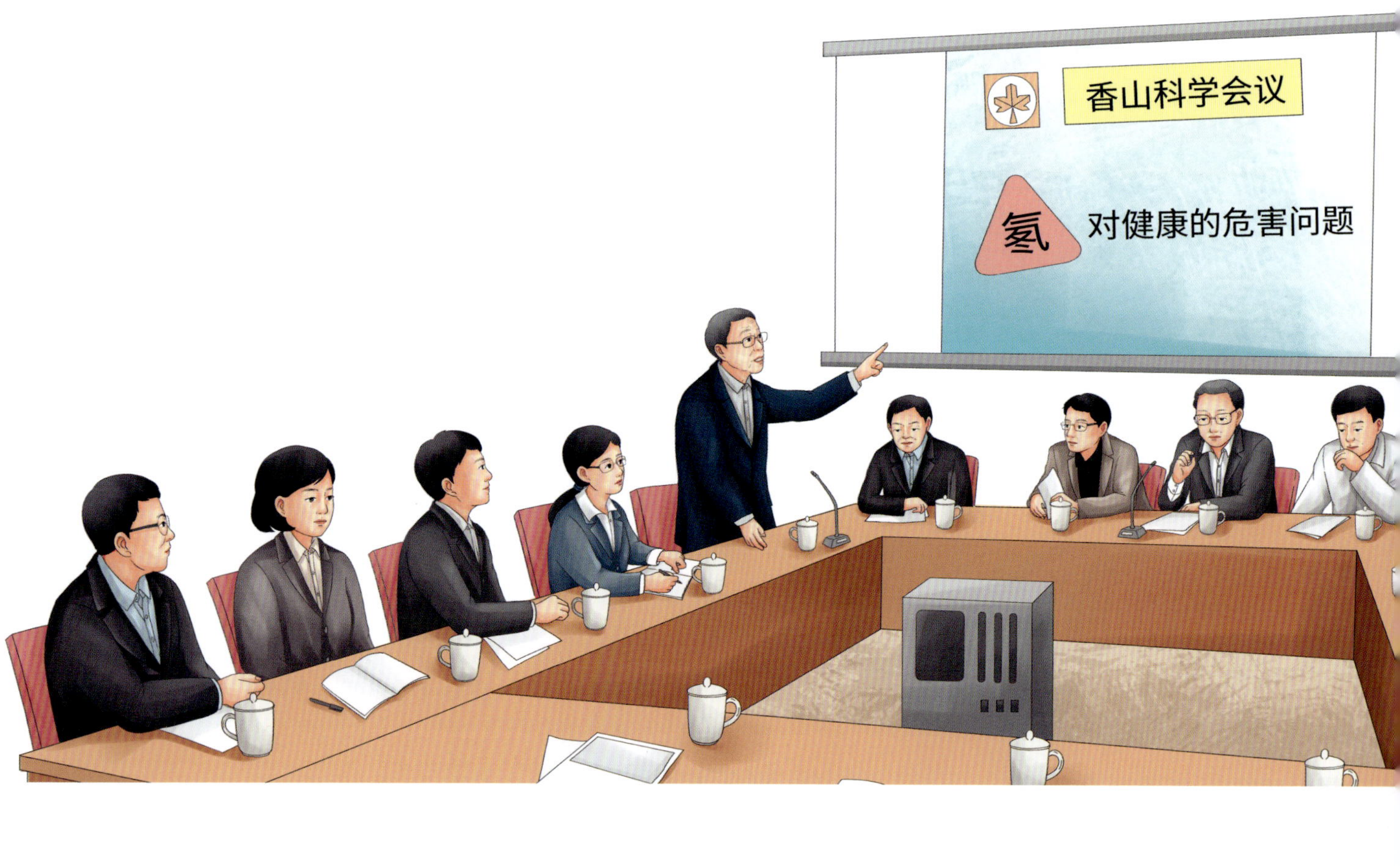

第四章

在工作和生活中常遇到的氡

尽管氡在地球上无处不在，无时不在，但大多数人对氡不是很了解，即使知道有氡及其子体对健康有危害，但在日常工作和生活中会不会接触到氡，有可能对此不是十分清楚，为此，本章就从公众常遇到的氡说起。

首先，公众常接触到的氡大多来自建筑室内的氡，即“室内氡”。

“室内氡”主要有 4 大来源：一是房屋建造的建材与基建土层；二是从地下直接泵出并入室的天然气（通过管道从较远的异地输送过来的天然气除外）；三是从地下直接抽取并入室的生活用水（通过管道从较远的异地流过来的生活用水除外）；四是从氡浓度较高的室外流入室内。尽管经后三种途径入室的氡浓度较低，但也不能轻视。对于天然气和生活用水，若经过长距离的运输并在其过程中储存一段时间（大约为 40 天及以上），再流入室内，可以认定天然气和饮用水中的氡已衰变完毕，进入室内不会再有氡的释放，因为 ^{222}Rn 的半衰期为 3.8 天，经过 10 个半衰期就可以认定氡衰变完毕。但值得注意的是氡的衰变子体可能依然存在，这些子体可能会进入室内。当然这些子体的量极其微小，可以认定是忽略不计。正因如此，可认定该情况下氡的子体对健康的影响可忽略不计。

对于从建材和地面中析出的氡，主要是来自房屋的内表面。这里的内表面主要包括房间室内的顶板、四周墙壁以及地（底）面。当然，不同建材的氡析出率不一样；不同地（底）面的氡析出率也不一样；不同楼层的房屋，其氡的析出率也会不一样。

为了公众健康，除了要关注建筑建材之外，还要关注室内装修材料的氡析出率。在装修房屋之际，应提前了解室内装修材料中的镭（主要是 ^{226}Ra）含量及其是否超标。因为建材中的镭含量超标也容易导致“室内氡”浓度增高，因此，要从“源头”上做好“室内氡”的防控工作，应选择使用低镭浓度的装修建材。目前，我国仍使用国家标准 GB 6566—2010《建筑材料放射性核素限量》中对 ^{226}Ra 限量的规定。

对于“室内氡”，除了考虑上述因素之外，还有一个因素也会导致其“室内氡”增高，那就是室内外不通风或通风效果不好。不管是北方的冬季取暖，还是南方夏季的空调求凉，或是西北的居住窑洞。它们都有一个共同的特点就是室内外的通风效果不好或是不通风，从而导致“室内氡”浓度升高。为此，从保护身体健康角度来说，都应在平时注意多通风和多换气，或采取其他有效措施进行控氡降氡。

对于“室内氡”，除了注重通风换气之外，还需关注楼房与地下空间相连接管道，特别是与抽油烟机相连的管道以及与地下污水相连的管道。经过它们会将地下或下一楼层的微量氡转移到上一楼层的房间。在不通风换气的情况下，仍会引起“室内氡”的额外聚集。当然，这种上逸入室的氡量通常都不大，但仍要重视，不能轻视或不予理睬。

“室内氡”主要来自建筑建材及其所在的地基地层。与从室内建材和地层所析出的氡量相比，自来水和天然气中的氡量对健康的影响可以忽略不计。有一点还值得注意，就是房屋建造前的选址问题。若房屋的建造位置正好选在地质裂隙带上，地下的氡会通过该裂隙带逸出地面，进入该建筑的室内空间。因此，在房屋建造选址时，要对拟定选址的地下岩层或土层进行镭含量检测，并探查该处有无地质裂隙带。

除了要关注“室内氡”之外，在城市也要关注地下空间内的氡。因为目前在城市常利用地下空间开设停车场，商场、饭馆、宾馆等。从健康角度分析，地下空间也是氡气容易聚集的地方。若不注意对地下空间的通风换气，不仅不利于该空间内的空气流通，容易造成内部物品的发霉变质，也会给在这里居住和工作的人员造成健康损伤，包括氡致肺癌的发生。此外，有下列两种特殊群体在他们工作中几乎遇不到氡。在这里予以说明。第一种

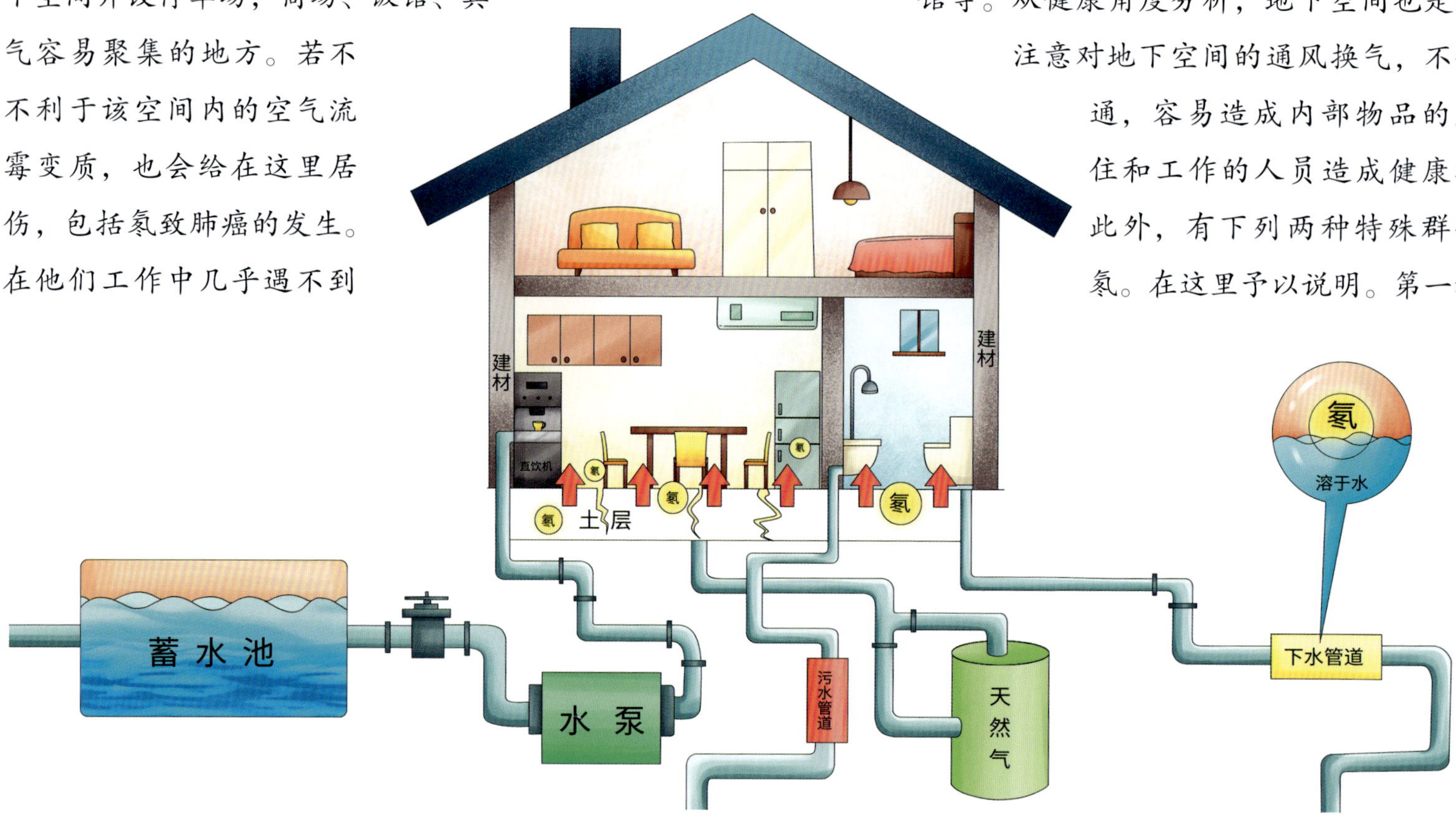

情况就是在10 000米及其以上的高空工作人员，包括飞机驾驶员和宇航员。由于他们飞行的高度远远超过1 000米。通常情况下，地表的氡浓度要高于其他海拔高度上的氡浓度，但随着海拔高度的提升，氡浓度自然会呈现逐步下降的趋势。当高度超过了1 000米的时（其周围为平地，且无高山），就可认定“在无山情况下超过1 000米的高空就不存在氡气”。对于宇航员，他们的飞行高度远超1 000米，其近地点大约为200千米，远地点为400多千米。在这种情况下，在空间站内所接触到的放射性只能是来自外太空射向地球的高能粒子，他们在空间站不会有氡暴露的问题。除非空间站内有含镭的装备和物品。否则，宇航员在空间站内几乎接触不到氡，也不会受到氡的影响。第二种情况就是在海洋中生活和作业中的渔民。由于从海底下土壤或岩石中逸出的氡很快进入水体，也很容易溶于水，无法直接影响渔民和其他作业人员的身体，就被水溶解，因此，这些从海底或湖底逸出的氡对上述人员的健康无任何影响。

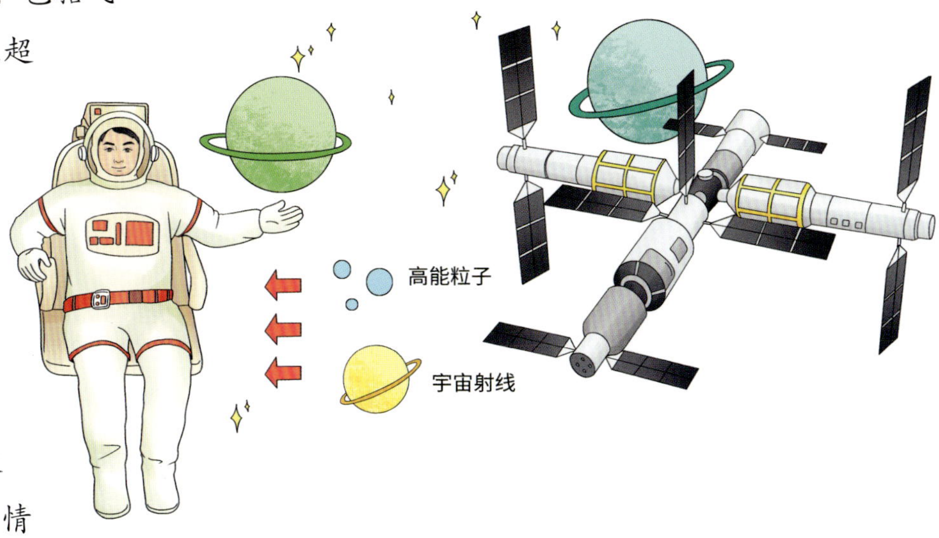

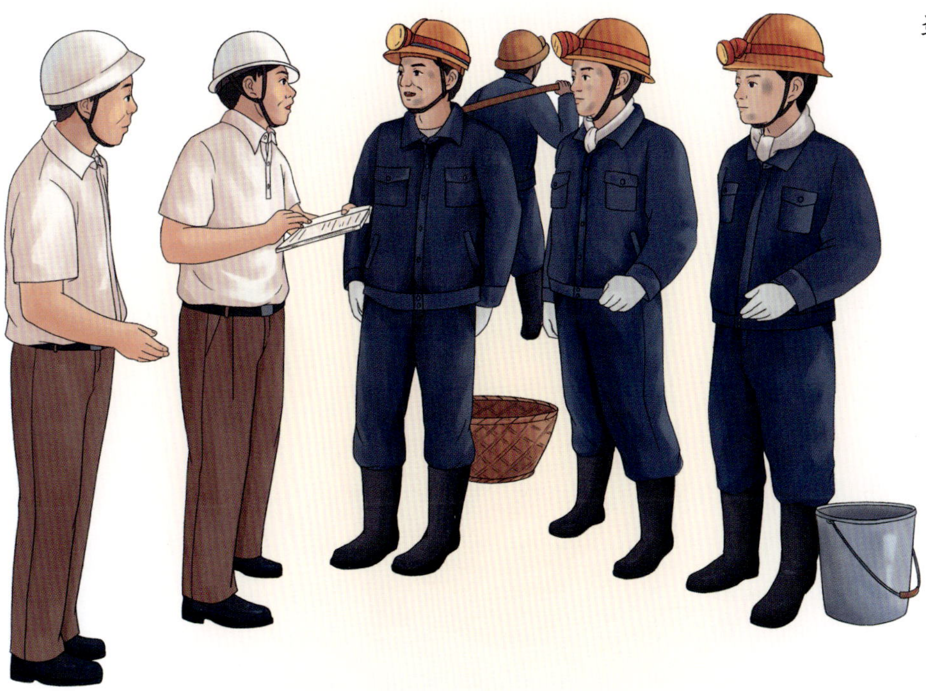

对于矿工，他们除了接触到“室内氡”之外，还要接触在地下开采时所遇到的“矿山氡”，即在地下矿产资源开采期间巷道和掌子面所析出的氡。对于工程人员，主要是在开采隧道和地下空间作业中所遇到的氡，把这种类型的氡称为“工程氡”。在特殊地质的土壤条件下（指富有较多镭的土壤）种植大棚蔬菜，主要是位于北方寒冷地带的大棚，因其内外未通风换气或通风效果较差，从而导致大棚内聚集的一定量的氡气。在这里把这种大棚内的氡称为“大棚氡”。这些“工程氡”与“大棚氡”都是从事特殊职业的人群常遇到的氡，而非公众所能遇到的氡。

第五章

氡的防控

尽管人类对氡是肉眼看不到，用手也摸不着，但是环境中的氡，不管是“室内氡”“矿山氡”“工程氡”“窑洞氡”，还是“大棚氡”，都可采用仪器或核径迹蚀刻材料及其方法进行测定。此外，已有多种方法和措施进行控氡和降氡，以减少各种环境中的氡对人类健康的影响及其危害。

一、氡浓度的测量

目前，氡浓度测量的方法主要有径迹蚀刻法、活性炭盒法、驻极体灵敏积分测氡法、脉冲电离室法、静电收

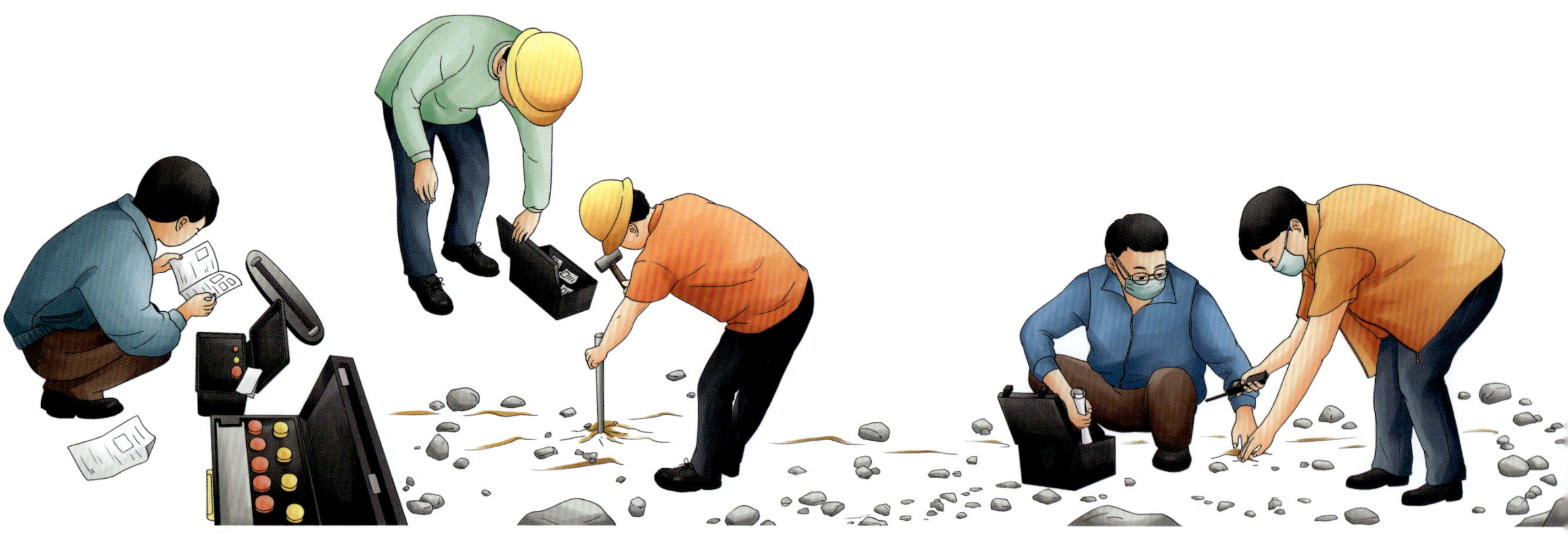

集法、闪烁室法、双滤膜法等。这里主要介绍常用的五种氡浓度测量方法，分别为径迹蚀刻法、活性炭盒法、脉冲电离室法、静电收集法、闪烁室法。

1. 径迹蚀刻法

本方法为氡暴露的累积测量方法，测量结果为氡暴露量（氡浓度和采样时间的乘积）或者测量期间氡的平均浓度。该方法采用被动式的采样测量方式，一般采用 CR-39 固体核径迹片作为探测器（在 2022 年丁库克研究员与徐日炜教授等人已研发出与国外 CR-39 性能相类似的、中国式的固体核径迹材料，被命名为 DX-22），并将探测器置于一定形状和体积的采样盒内并组成一个径迹蚀刻法测氡剂量计，如图 2 所示。

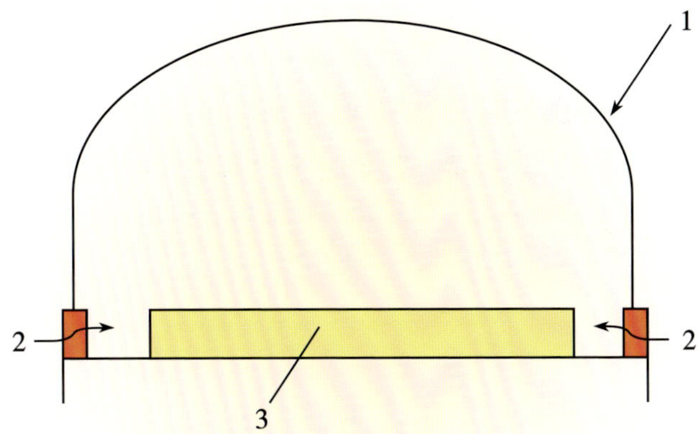

1. 采样盒；2. 扩散窗；3. 探测器。

图 2 径迹蚀刻法测量氡采样器结构图

测氡原理：氡气经扩散窗进入采样盒内，当氡及其新衰变产生的子体所发射的 α 粒子轰击探测器时，使其产生损伤径迹（也叫潜径迹）。在采样结束后，将此探测器在一定条件下进行化学或电化学蚀刻，扩大其损伤径迹，再利用显微镜或自动计数装置对其径迹进行观测统计或计数。由于单位面积上的径迹数与氡暴露量成正比，因此，可根据刻度系数、径迹密度和采样时间就可以计算出氡浓度。

优缺点：采样盒具有携带方便、价格低廉的优点。径迹蚀刻法适合长期（1 个月以上）大批样的同时累积测量，是大规模开展环境氡水平调查的首选方法。但该方法也有缺点，即无法在现场得到氡水平的瞬时测量结果，且在氡浓度水平较低的情况下其测量会有较大的误差。正因它具有上述优缺点，这种方法在放射卫生、地质和物探、环境氡普查中应用较广，又因其操作简便，从而深受基层专业人员的喜爱。

2. 活性炭盒法

这种方法也属于对氡探测的累积测量方法。测量结果为采样期间氡的平均浓度。该方法也是采用被动式采样测量方式，其探测下限至少可达 6 贝可/立方米。通常情况下，活性炭盒采用塑料或金属制成，盒的敞开面时用滤膜封住，起到固定活性炭且允许氡进入炭盒的作用，如图 3 所示。

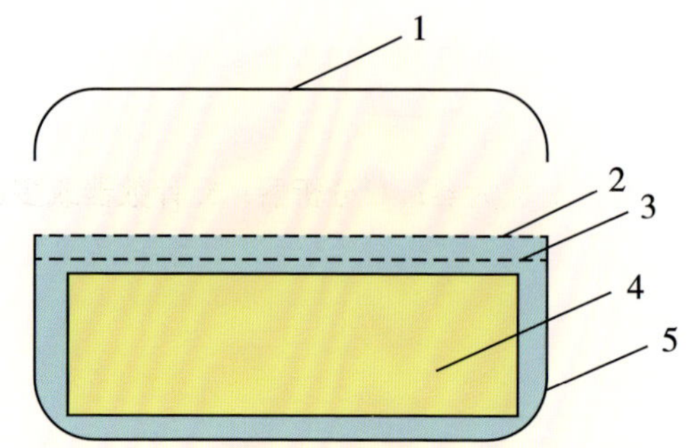

1. 密封盖；2. 扩散垒(可选)；3. 金属网；4. 活性炭；5. 活性炭盒。

图 3　活性炭盒法测氡采样器结构

测量原理：空气中的氡通过扩散进入采样盒，并被盒内活性炭吸附，氡随着时间增加，氡在盒内积累量也越多。采样结束后再等待 3 个小时，就可用 γ 谱仪测量采样盒中由氡的子体衰变所产生的特征 γ 射线能谱，再根据特征峰面积计算出氡浓度。

优缺点：活性炭盒法适合短期（1~5 天）大批样的同时测量，从而获得空气中氡浓度的平均值。该方法具有操作方便、价格低廉的优点。但其缺点就是测量结果受温度和湿度影响较大，对于随时间变化较大的氡浓度环境，只能用作半定量的氡浓度测量。

3. 脉冲电离室法

本方法可实现对氡的连续测量，能连续测量环境空气中氡的浓度值。该方法一般采用主动式测量方式，其探测下限至少可达 5 贝可/立方米。目前采用这种方法测量的设备主要由电离室、采样泵、放大器、扩散窗、脉冲幅度分析器和计数器等组成，如图 4 所示。

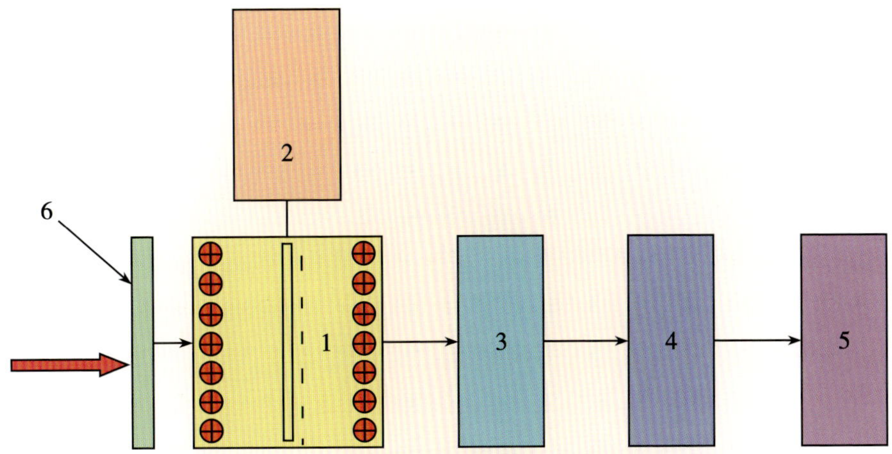

1. 电离室；2. 高压电源；3. 放大器；4. 分析器；5. 计数器或多道分析器；6. 扩散窗。

图 4　脉冲电离室结构图

测氡原理：含氡空气经过滤后，通过扩散进入或经气泵抽入电离室。在电离室灵敏区中氡及其子体通过衰变所释放的 α 粒子可使空气电离，产生大量电子和正离子。在电场的作用下电子和正离子分别向两极漂移，从而在收集电极上形成电压脉冲或电流脉冲。这些脉冲经电子学测量单元放大后被记录，被记录的脉冲数与 α 粒子数成正比，也与氡浓度成正比。再通过刻度因子和 α 粒子数产生的脉冲数就可求出氡浓度。

优缺点：脉冲电离室法适合快速获得空气中的氡浓度值，适用于“室内氡”等环境中的氡浓度水平筛查、氡浓度随时间变化规律的测量等。该方法灵敏度较高，测量结果可在现场获得。其缺点就是仪器价格较高，对气压敏感，长时间测量要依赖电力保障，且无法辨别 ^{222}Rn 和 ^{220}Rn。

4. 静电收集法

本方法属于对氡的连续测量，能连续测量环境空气中氡浓度值。该方法也是采用主动式测量方式，其探测下限至少可达 5 贝可/立方米。这类仪器主要是由探测器、测量小室、放大器和能谱分析器等组成。测量小室一般为半球形或圆柱形，其内壁为导电层并在测量时加正高压，在其中心部位装有 α 能谱探测器，如图 5 所示。

测氡原理：含氡空气先经干燥、后通过滤膜过滤氡子体，就可进入测量小室。在测量小室中由氡衰变产生氡的子体 ^{218}Po。在 ^{218}Po 产生初期约有 90% 的 ^{218}Po 带正电荷。这种带正电荷的 ^{218}Po 会在静电场作用下被收集到探测器的表面。通过对氡的子体 ^{218}Po 所释放出的 α 粒子数测量，就能得到氡的浓度。

优缺点：静电收集法优点与脉冲电离室法相似，适合快速获得空气中氡的浓度值，适用于“室内氡”的水平

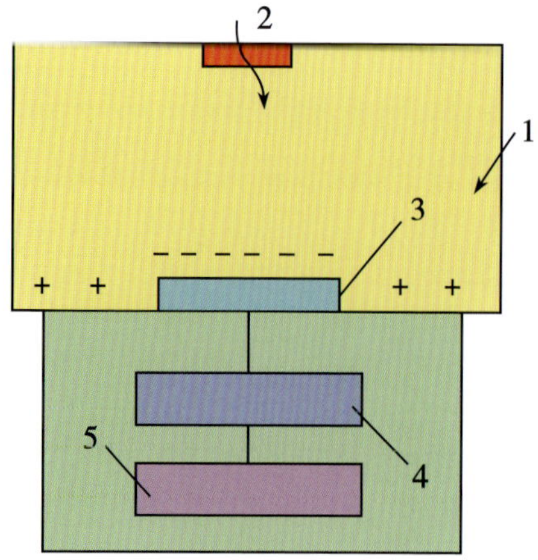

1. 收集室；2. 滤膜；3. 探测器；4. 放大器；5. 能谱分析器。

图 5 静电收集装置结构图

筛查、氡浓度随时间变化规律的测量等。该方法灵敏度较高，测量结果可在现场获得。其缺点为仪器价格较高，长时间测量要依赖电力保障，且收集效率易受湿度的影响。

5. 闪烁室法

本方法为瞬时测量方法，测量结果为采样时刻空气中氡的浓度。该方法为采用主动式测量，其探测下限至少可达 5 贝可/立方米。这类仪器的闪烁室通常为球形或圆柱形，由一层不透光外壳与透光石英玻璃窗组成，外壳内表面涂有一层 ZnS（Ag）闪烁晶体，上方设有取样孔，通过塑料管和阀门连接外部。如图 6 所示。

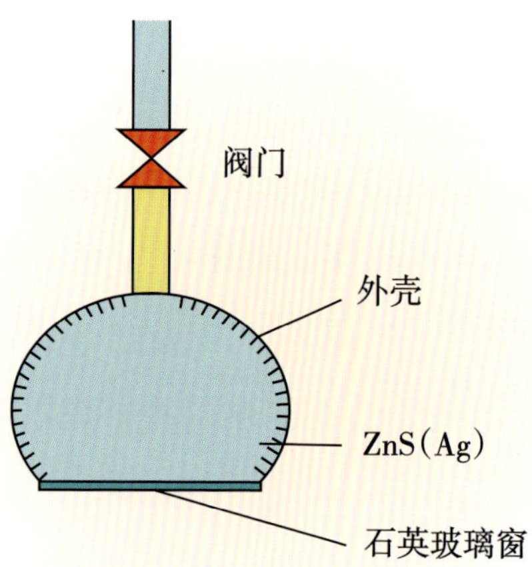

图 6 闪烁室结构示意图

测氡原理：闪烁室法是将测量点的含氡空气抽入闪烁室中，氡及其子体所发射的 α 粒子可使涂层发光。光电倍增管将这种涂层所产生的光信号转换成电脉冲信号，根据脉冲计数率得到测量点位的氡浓度。

优缺点：闪烁室法灵敏度高，且在现场就可获得测量结果。其缺点就是测量结果易受气压变化影响，闪烁室存在本底难以清洁的问题。

二、氡的回防回控

“室内氡”的主要来源是建筑材料和地基中的土壤，其次来自室外空气、生活用水和天然气中的氡。应当指出的是，虽然氡是一种天然放射性气体，但住宅中氡水平的增加主要是由不良的建筑设计、不良的建筑材料和不良的通风换气等因素所致。如今，越来越普遍的做法就是要求提供氡水平合格证书，以便确认建筑物中相对安全的氡水平。这反映出当前公众对“室内氡”的认识和防控意识在不断提升。

降低和控制“室内氡”，除了在建造之前做好建材的合理选择、基建地层的探测和分析之外，最主要的降氡方式就是廉价而又有效的通风换气。尽管通风换气看起来比较简便易行，但在北方的冬季和南方的夏季要做到常通风换气也比较难。因为现代人的生活方式已经形成，要在北方冬季常开门窗和在南方夏季不使用空调，会有好多人难以做到。为此，在降低“室内氡”方面还需要其他行之有效的方法。

目前，国内外专家研发出多种控氡与降氡方法，如吸附降氡法、涂堵阻氡法、降压控氡法、空气过滤法等。

1. 吸附降氡法

吸附降氡法是指利用吸附材料的吸附性能对空气中的氡进行吸附滞留，从而达到降氡的目的。常见的吸附材料包括活性炭、MOF 材料（金属有机骨架材料）、分子筛材料等。

在吸附降氡法中，活性炭吸附最为常见。活性炭是一种含碳量高，具有耐酸、耐碱、疏水性的多孔物质，是一种应用范围很广的吸附剂。活性炭的吸附性能与其微孔结构、化学组成、碳表面的各种官能团及非碳原子的存在有直接关系。如图 7 所示。

MOF 材料（金属有机框架材料）是一类由金属离子或金属团簇与有机配体通过配位键自组装而形成的具有分子内孔隙的有机-无机杂化材料。这种材料具有高度的结晶性和多孔性，其孔径大小可调，比表面积大，因此在气体储存、分离、催化等领域具有广泛的应用前景。

分子筛材料是指一种结晶型的铝硅酸盐材料，又称饱沸石或沸石。其晶体结构中有规整而均匀的孔隙，孔径为分子大小的量级。分子筛材料可用作化学工业中的固体吸附剂，还可用于气体或液体的干燥、纯化、分离和回

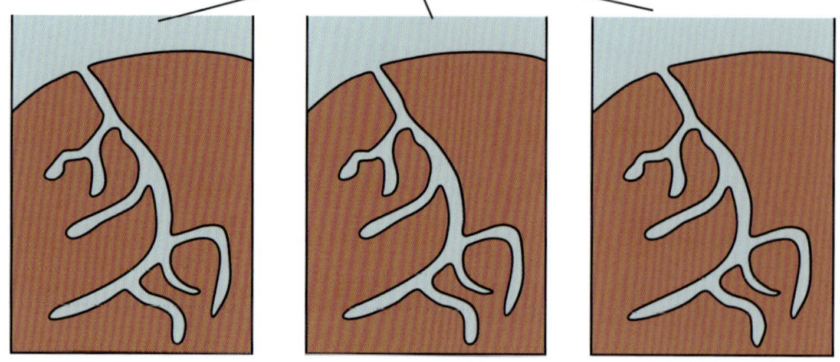

图 7　活性炭吸附过程示意图

收，因此其在防氡、降氡方面具有良好的应用前景。

2. 涂堵阻氡法

涂堵阻氡法是指采用防氡材料涂抹或者粘接安装在墙体、地面的表面，用于阻止土壤或墙体的氡向室内析出，从源头上减缓氡气向环境空气中释放，从而达到降低"室内氡"辐射污染的目的。防氡材料应具备稳定性好、密实性高、耐擦洗、防潮的特点。防氡材料的种类主要包括三种，分别是防氡涂料、防氡膜材料、防氡添加剂。防氡涂料主要有聚乙烯型涂覆材料、丙烯酸清漆、乳胶瓷漆、环氧树脂漆等；防氡膜材料主要有：聚乙烯（HDPE）防氡膜、聚丙烯（PP）防氡膜、橡胶基防氡膜、复合防氡膜等。防氡添加剂主要有：丙烯酸聚合物、纳米 SiO_2 鳞片状颜料、稀土氧化物、石墨烯、油棕纳米纤维素等。

3. 降压控氡法

降压控氡法主要针对建筑物地下的土壤具有较高的氡析出、离地面较近的房屋，其"室内氡"主要来源为地基下面和周围土壤中的氡气扩散。如图 8 所示。

降压控氡法主要通过结构改造（主动式和被动式土壤降压）用以阻止氡气从土壤扩散到室内。在建筑物地基板下的土壤中设置一个气体渗透层，将通风管垂直伸入到渗透层的土壤中，通过主动式的抽气或被动式的对流扩散将土壤中的氡气排到室外，从而达到降氡的目的。除了这种方法之外，还可以将排水瓦管、集水坑和空心砖内部作为降压抽气管连接处。

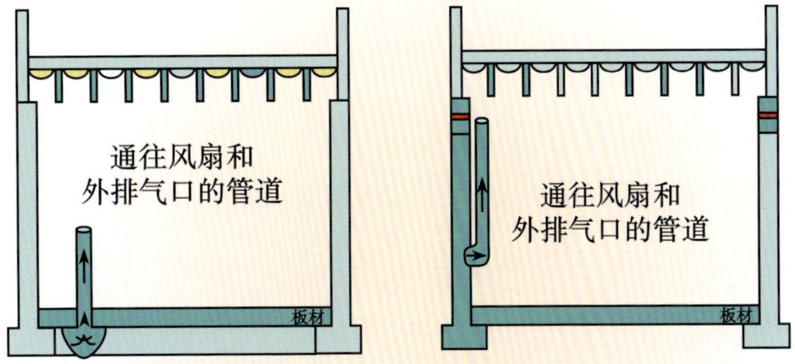

a. 底板降压控氡　　b. 空心墙体降压控氡

图 8　建筑物局部降压控氡

在国外，如美国和加拿大，会根据不同房屋设计而进行土壤降压改造。在我国这种技术应用不是很多，关键在于公众对“室内氡”的由来及其危害并未完全知晓。

4. 空气过滤法

空气过滤法的主要原理就是通过空气净化器抽取室内的气体，将室内空气中的颗粒物截留在其内部的过滤网上，从而实现对空气净化的作用。同样，由氡子体所形成的气溶胶颗粒也会像其他颗粒物一样也被净化器的滤网所截留，从而降低室内的氡子体浓度。尽管使用净化器可以降低室内空气中的颗粒物浓度，但未结合态的氡子体份额增加了，尤其是 ^{218}Po 这种放射性核素。因此，针对氡的空气净化器研发之路还很漫长。尽管如此，但仍需坚持下去。

5. 低氡场址选择法

由于土壤是环境中氡的主要来源，因此，在建筑房屋选址时首先要对地基土壤进行放射性测量，以避免将房屋建造在氡含量富集的地基上（包括地质破裂带），也要注意避开火山活跃地区、金属矿区、油气田产区、岩石（如花岗岩）风化破碎带等高氡地质区。这样就可以从源头上减少氡的析出。

6. 低 ^{226}Ra（镭-226）建材选择法

目前，建筑材料已成为“室内氡”主要来源之一，而其中的氡主要是由 ^{226}Ra 衰变产生。为了从源头上降低“室内氡”的浓度，在房屋建造和装修时应该选择 ^{226}Ra 浓度较低的建材。具体的建材选择应参照国家标准 GB 6566—2010《建筑材料放射性核素限量》。

7. 增压控氡法

只要保持活动空间的空气压力高于土壤、建材以及墙体中的气体压力，就可以防止其中的气体逸出，包括氡气析出后进入到活动空间内，从而达到降氡的目的。对渗透性较好的局部通风空间，可设置局扇风机用于提高通风空间的风压，抑制围护结构向通风空间析出更多的氡。若在室内采用机械送风系统就增加了室内的气压，从而达到抑制土壤、建材和墙体中的氡向室内迁移的目的，如图 9 所示。

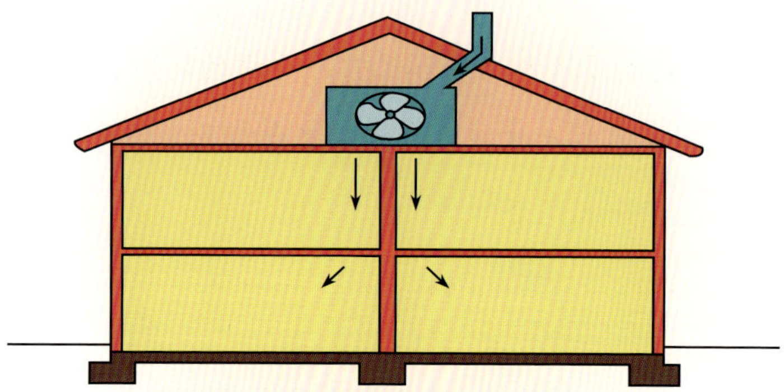

图 9　室内机械送风通风增压控氡

8. 分层覆盖法

分层覆盖法适用于地下矿山和暴露滩面这类大面积室外高氡的区域。其主要原理为选取扩散系数小、孔隙度低的覆盖材料，分多层覆盖在高氡区域表面上，提高覆盖层的密度和厚度，用以降低氡的扩散系数，从而达到降低氡析出率的效果。考虑到后续的治理，最好能在覆盖层表面栽种一些植被。覆盖材料主要分为两大类，一类是天然材料，另一类为人工材料。天然材料主要有土壤、沙砾石等；而人工材料主要为沥青、混凝土、塑料等。

对于“矿山氡”和“工程氡”，在当前所采用的降氡和控氡措施主要是建立科学合理的矿山坑道通风系统。对坑道和隧道等作业面做好通风设计，并实施有效通风措施。因为通风是目前“矿山氡”和“工程氡”防控的最主要、最廉价、最有效的控氡方法。此外，对于矿山从业人员，应从自身健康出发佩戴好必备的防护设备，切实做好个人防护。必要时，对施工场所开展适当的喷水和洒水处理，用以降氡降尘。因为水能溶解一部分氡气。对于具有特殊用途的地下坑道（特别是重要的储备地下空间的开挖），在开挖和建设前应做好选址探勘工作；开挖后可以使用有效的防氡涂料，同时要做好其通风设计与精细实施等必备措施。此外，应配备好具有活性炭材料的呼吸过滤小设备，也可以采用活性炭等吸附技术予以降氡与除氡。

在降氡、控氡和稀释氡的科研方面，我国投入了巨大的人力、物力和财力。由于公众对氡了解不多或者不完全了解，尽管他们自身受到了“室内氡”和“矿山氡”等健康危害与影响，但有些人还浑然不知，也不知晓自身已受到氡的健康侵害。因此，对于从事辐射防护和核技术应用的专业人员，不仅要深入研究控氡、降氡和阻氡等技术，也要广泛开展与氡有关的科普宣传和健康教育工作。在当前认真落实“健康中国”的形势下，开展对公众健康教育十分重要。因为氡在地球上无处不在，无时不在。除了在开阔的场所可以不考虑氡的暴露及其危害之外；对于身处封闭空间和地下场所，特别是长期生活和工作在这样的场所，均要考虑氡的防控问题。

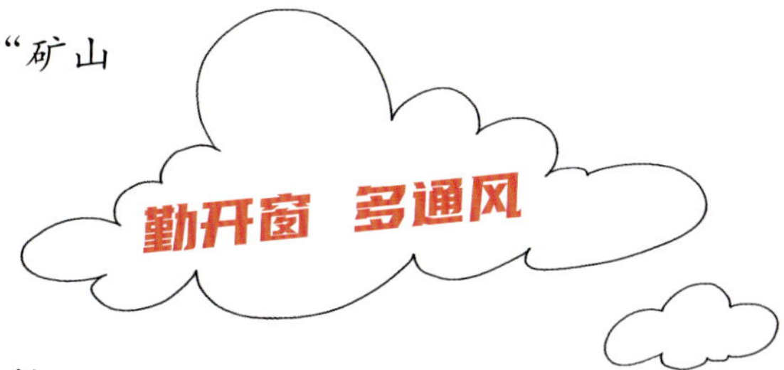

对于氡的健康教育问题，除了科研人员在平时应多关注之外，对于从事建筑设计和矿山开采的企业负责人，也应该关注职工与氡有关的职业健康教育，切实做好降氡和控氡等工作，可谓是利国、利民和利企业。

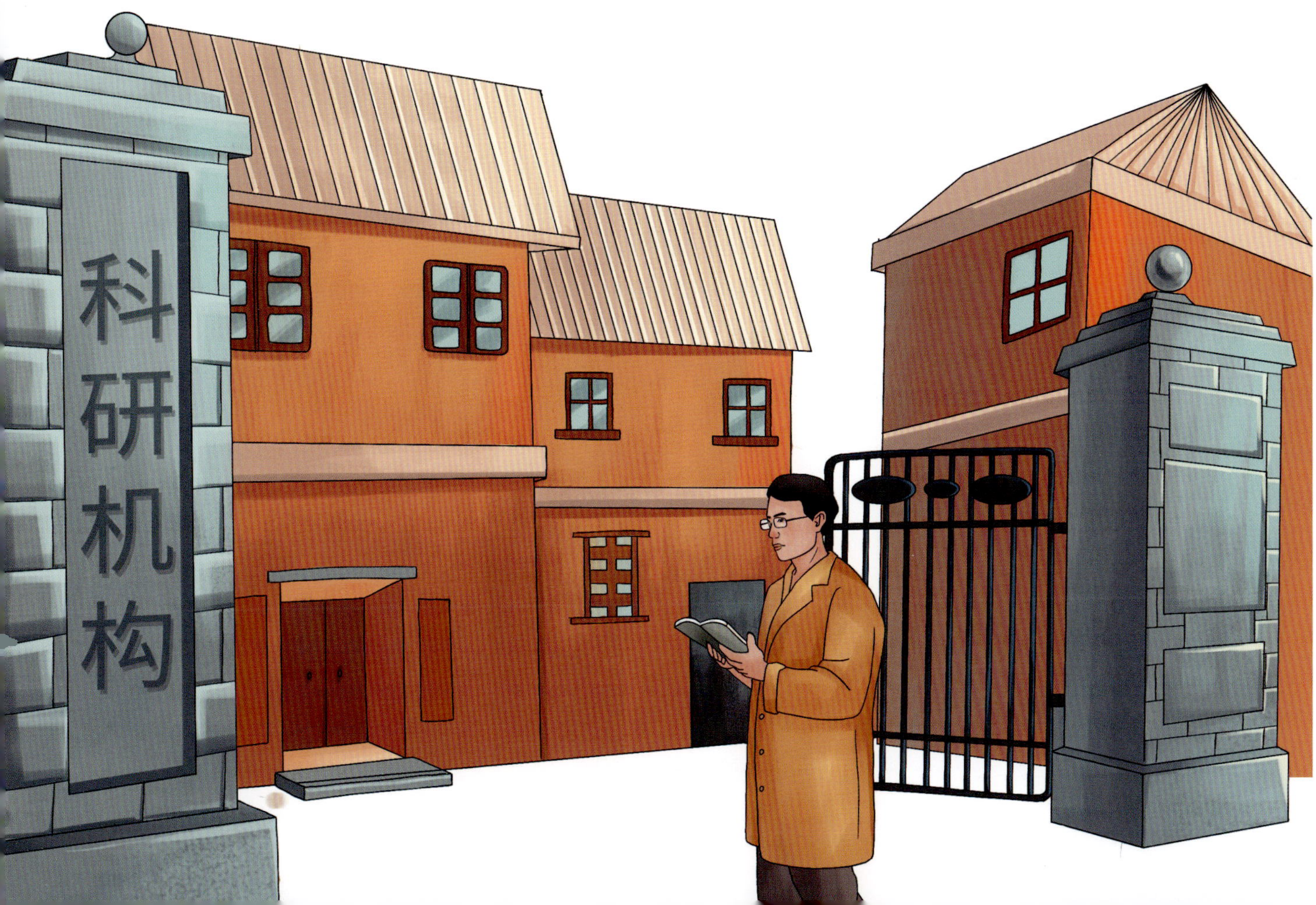

第六章

氡的利用

氡对人体健康确实有害，主要表现为氡致肺癌，但氡也有可以利用的一面，如用于治疗某些疾病、寻找地下水、探测煤层自燃、判断坑道回填、预测地震和泥石流、协助寻找铀矿等。

一、治疗皮肤病等疾病

任何事物都具有两面性，有其害也有其利，氡也如此，有对人体健康不利的一面，也有治疗皮肤病和风湿病等疾病的一面，当然在治疗疾病方面也有剂量范围要求的问题。

利用氡治疗皮肤病与风湿病等疾病，是老百姓在长期的探索中找到的一种方法，主要是利用氡泉治疗皮肤病。目前，我国西南地区就有一个地方，那里有铀矿，地下水从铀矿旁的裂隙带中逸出，水温较高，氡“潜伏”其中。这种氡浓度较高的温泉，实质上就是氡泉。当地老百姓利用它治疗皮肤病和风湿病。

在伊朗也有这样的温泉，它的氡浓度也很高；其他地区就很少遇到这样的氡泉。在我国很早时期就有记载温泉治疗皮肤病的古籍，当然能够治疗皮肤病的物质除了氡之外，还有硫化合物等。之所以氡能够治疗皮肤病和风湿性关节病，就是因为氡衰变能释放 α 粒子。α 粒子作用于皮肤病患处，达到治疗的效果。当然，氡也有害的一面，若良好的皮肤长期处于高氡暴露之

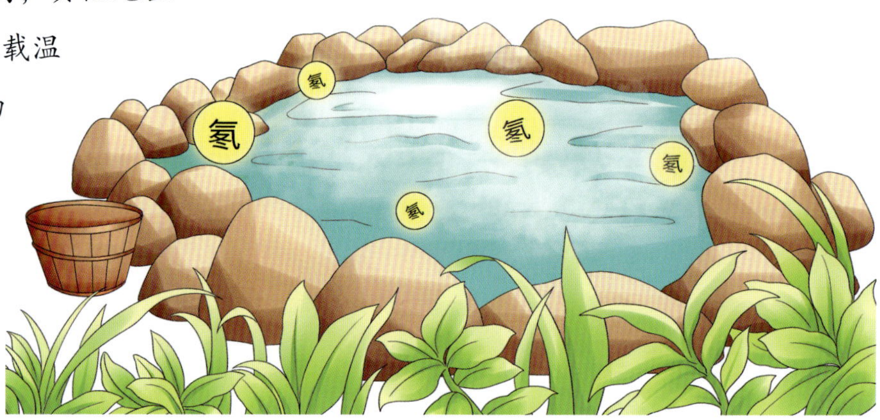

中，α粒子也会对良好的皮肤有电离作用，也能使好皮肤变坏。在这里需要提醒：在治疗中要注意氡的暴露剂量问题。

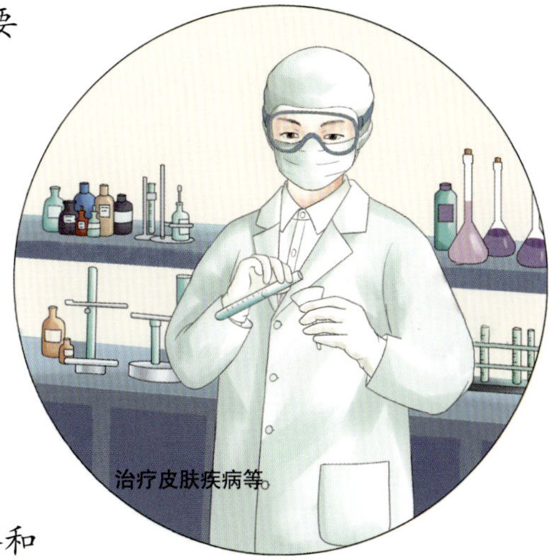
治疗皮肤疾病等。

现代人比较重视自身健康。有条件的人常爱泡温泉浴。可以说泡温泉是一个很好的养生项目。在现实中不是所有的温泉都叫氡泉，只有氡含量较高的温泉，其氡浓度达到一定数值时，才把这种温泉称之为氡泉。

人类使用温泉的历史可追溯到远古时期。1993年发现了汤山古猿人遗迹。该遗迹距今已有30多万年。在公元前数百年的西周时期，就有“地伏硫磺，砷泉愈疾”的记载。先秦《山海经》将温泉称为“汤”，巧妙地涵盖了热水和沸水两类温泉。北魏郦道元的《水经注》介绍了40余处用以洗浴和治病的温泉。明代李时珍根据治疗疾病的种类将温泉分为硫磺泉、汞砂泉和矾石泉等类型。由此可见，700年前人们就认识到温泉水中的有效性成分，并将其进行分类。随着化学元素不断被发现和化学学科的建立，1852年俄罗斯的《矿泉水化学成分与治疗作用研究》一书详细介绍了矿泉的成分、医疗价值和适应证，为矿泉医学的应用奠定了基础。1964年我国卫生部在参照苏、法、德、日等国对矿泉和温泉分类的基础上，结合我国矿水医疗经验，制定方案将矿水划分为氡、碳酸、硫化氢、碳酸氢钠、碳酸氢钙、硫酸钠、硫酸钙、硫酸镁、氯化钠、铁、碘、溴、硅酸和淡温泉14种类型。2002年地质资源勘查规范将医疗热矿水中的有效成分增至18种。GB/T 15218—2021《地下水资源储量分类分级》将医疗热矿水中有效成分降到10种。尽管如此，氡（^{222}Rn）在温泉中被认定为具有医疗作用的核素。

二、帮助寻找地下水

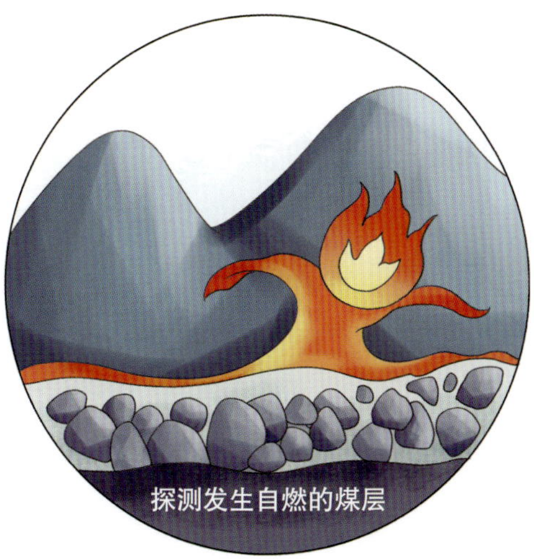
探测发生自燃的煤层

监测氡的异常可寻找地下水。我国东部基本上不缺水，特别是沿海一带，南方雨水比较充沛，而我国西北地区水资源匮乏，大多为干旱少雨，以至于老百姓的饮水和用水都成为生计的大问题，特别是20世纪90年代，成都理工大学（原成都地质学院）的“三系”师生结合当地的地质结构等信息，利用氡的监测技术在我国西北干旱地区帮助农村寻找地下水源。

为什么可利用测氡技术能找到地下水？这是因为氡能溶于水。如果地下有水源，其周围的地下层所逸出的氡就会转移、溶解到“地下水体”。假如这个地下水体与地表有连通的裂隙带，在这种情况下，地下水体中的氡就有可能沿着裂隙带逸出地面，从而在地面上就能监测到氡浓度异常，再结合相应的地质结构等资料进行综合分析，就可判断该地下面是否存在“地下水体”。当时成都地质学院“三系”师生利用该方法为老百姓找水，解决吃水难的问题，当时的主流报纸进行了报道。

三、探究地下煤炭自燃和坑道回填情况

在地质上还有一种测氡应用的事例，就是探究地下煤炭的自燃问题。若煤炭在地下出现自燃，肯定有裂隙从地表延伸到自燃发生的燃煤点，长时间的自燃就会出现大的空腔体。在这种情况下空腔体处就容易汇集从周围岩石和地层逸出的氡。通过对地表氡浓度的检测，结合气体逸出的有关资料进行分析，就可判断出地下有无煤层发生自燃以及煤层自燃的范围。此外，产生地下空腔体的另一种情况就是矿山开采所致的坑道。针对这种情况，在开采完毕后常需要对空腔体进行回填，防止地表塌陷。要判断回填工作是否到位，就在该区域地表监测氡浓度的变化是否有异常。这就是测氡技术在坑道回填中的应用。

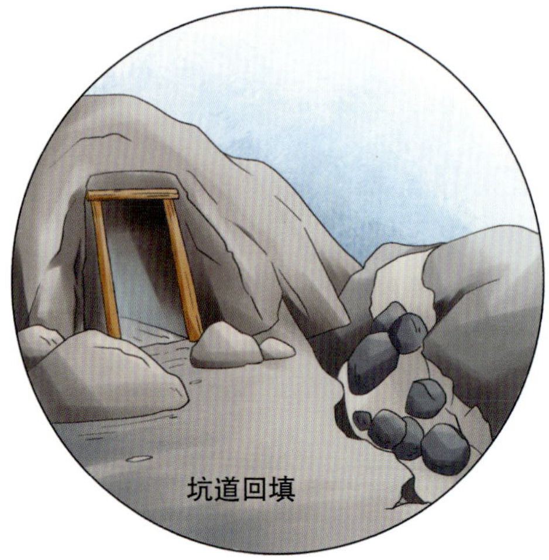
坑道回填

四、指导建筑选址和预测地震

若在地震破裂带上建造房屋，地下自由氡极有可能通过地震破裂带逸出地表。若地下自由氡经破裂带进入房间，该房间会出现氡异常，对今后入住房屋的居民也有健康危害，因此，在建造房屋前有必要对地基范围内的氡浓度进行测定，有助于做好楼房建造前的选址工作。当然选址不仅要考虑地下是否有裂隙带，还要考虑其他诸多影响因素。

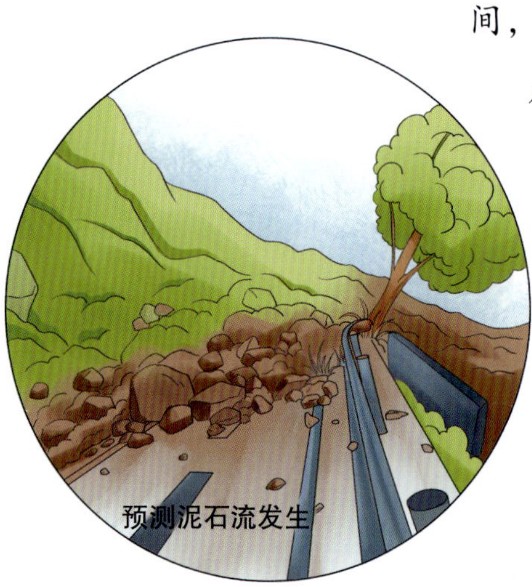
预测泥石流发生

氡还有一种用途，就是预测地震。为什么测氡能预测地震？对于某个地方，在此之前始终没有在地表监测到氡的异常，但后来某一天突然发现氡出现异常，且这种氡异常仍明显存在，还在持续出现，这说明此处下面的地层极有可能出现了新的裂隙断裂带，预示这个地方出现地震的可能性较大。这就是监测氡异常可预测地震的基本原理。这因为深层次的地壳运动率先发生，拉动了地下的地质层面并使其出现错位，导致其上部的地层出现新

的断裂，即形成新的断层。随着地震强度的增大，新的断层裂隙带就会向地层延伸，其间地下汇集的氡气因为压力等原因就会上移，以至于逸出地面，这就是该地突然出现氡浓度异常的直接原因。这就是在地质中常把突发的氡异常视为地震前兆的原因所在，即采用测氡技术可以预测地震。当然，这并不意味着所有的突发氡异常都预示地震的发生，还要结合本地区地质结构的有关资料，进行综合分析与研判。

五、现场测量月球氡

对地球上的氡进行测量比较常见，但月球上的氡（称为"月球氡"）开展测量还是头一回。我国已经开展了"月球氡"测量。

在嫦娥六号探月车上就搭载了测氡仪。这是由中国与法国科学家合作研制。搭载该仪器的目的就是要现场探测月球土壤中的氡（这里是指 ^{222}Rn 和 ^{220}Rn），以及它们衰变后产生的 α 粒子。

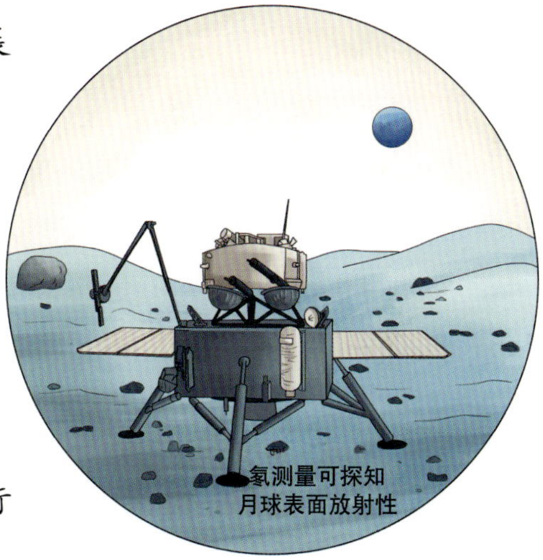

这项探测工作起于 2024 年 5 月 6 日。当嫦娥六号探月车进入环月轨道后，仪器首次开机就工作了 10 个小时，主要是为了检测空间环境的背景噪声和地面污染。在之后的 5 月 17 日和 5 月 23 日，仪器又再次开机，分别进行长达 32 个小时、111 小时持续测量"月球氡"。

通过这项测量，可以帮助我们了解月球表面的电离辐射情况。这对于未来探索月球与开展科研活动十分重要。此外，还能帮助我们更好地了解月球表层与土壤的有关特性、月球尘埃的运动情况。

更值得自豪的是，当嫦娥六号探月车完成任务后，这台氡气测量仪并没有返回地球，而是成为月球背面的"永久居民"。这意味着它在月球上继续为我们提供宝贵的"月球氡"数据。

六、探寻地下铀矿床

^{222}Rn 是一种放射性惰性气体，是 ^{238}U 衰变的一个子体。铀（这里指 ^{238}U）在地球形成时候就存在了。当它在受到中子轰击时会产生裂变反应，这个过程会释放出大量的能量，这就是核电站发电的物理基础。由于核电站是利用铀裂变产生的能量转换为热能后用于发电，因此铀是一种能源矿产。

铀在地下合适的区域富集成矿，由于铀时刻都在衰变，因此铀衰变所产生的氡气也会在地下空间不断聚集，这样就导致氡在浓度差和压力差的作用下向地表运移，并在地表合适的土壤中形成氡的高值异常。当然，在流经铀矿体或矿体周围的地下水中也会溶解了大量的氡。若地下水通过断层、裂隙以及与地表水的交换系统就可以在地表水中形成水中氡异常。基于这两点，可利用氡及其子体测量方法探寻地下铀矿床。这就是利用氡异常寻找铀矿床的基本原理。目前，该方法在世界范围内铀矿勘查中得到了广泛的应用。

通过对上述6个应用实例的说明和分析，让大家对氡有了进一步的了解和认识。随着人们对氡的深入研究，今后还会发现更多可利用氡造福人类的事情。这些都需要大家去努力攻克与创新。由于氡在地球上始终存在，为了人类健康和社会进步，今后对氡科学问题的研究也没有止境，希望今后会有更多的年轻人致力于对氡的科学研究与应用开发等工作。

第七章

正确待氡

不管是“室内氡”“矿山氡”“工程氡”，还是“大棚氡”，在一定时间和量的氡暴露下，都对人体健康有害，氡致肺癌也是事实，也是科学论断，因此，既要在战术上要高度重视氡的防控工作，也要在战略上要“平视”氡的危害问题。因为氡是可测、可防和可控的放射性气体，即使对人体有健康危害，是有剂量上的长时间积累所致，因此，没有必要对氡过于畏惧和担心。这就是我们对氡应持有的基本态度，即应要正确对待氡。

一、氡是放射性元素铀和钍的衰变产物

在自然界中，铀和钍元素广泛存在于岩石和土壤中，均以矿物形式存在。在矿物中的放射性核素 ^{238}U（铀-238）、^{235}U（铀-235）和 ^{232}Th（钍-232）经一系列放射性衰变为 ^{226}Ra（镭-226）、^{223}Ra（镭-223）和 ^{224}Ra（镭-224）。对于 ^{226}Ra（镭-226）、^{223}Ra（镭-223）和 ^{224}Ra（镭-224），它们分别经 α 粒子衰变为放射性核素 ^{222}Rn（氡-222）、^{219}Rn（氡-219）和 ^{220}Rn（氡-220）。停滞在铀、钍矿物中的氡称之为“束缚氡”；而逃逸出铀、钍矿物的称为“自由氡”。不管“室内氡”“矿山氡”“工程氡”和“大棚氡”，它们都来源于周围物质铀、钍矿物中的自由氡。因此，各种场所的氡，其归根结底主要来源于地下岩石和地表土壤，而不是来自遥远的天体（遗落在地球上的陨石除外）。

二、氡是可以监测的气体

氡的测量方法较多，按氡气的取样方式可分为主动式、被动式和连续式测氡方法；按氡气的取样时间长短可

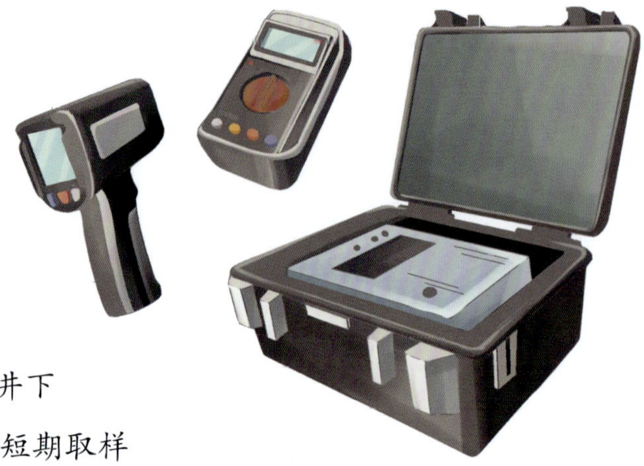

分为瞬时取样、短期取样和长期取样测氡方法。瞬时取样测氡方法主要采用主动式取样，主要有闪烁室测氡法和双滤膜测氡法；连续式测氡方法既能实现对环境氡的瞬时取样，也能实现短期取样和长期取样，实现对氡浓度的长期连续的实时监测，如静电收集连续测氡方法。瞬时取样测氡方法和连续式测氡方法都可用于"室内氡""矿山氡""工程氡"和"大棚氡"等空气中氡浓度测量，以及土壤孔隙中氡浓度的现场监测。在煤矿中开展氡监测，因煤矿井下空间常有瓦斯气体，常采用活性炭吸附法和核径迹探测法等被动式短期取样测氡方法。为防止发生瓦斯气体爆炸在现场检测氡时应回避使用带电测氡仪。对于水中氡浓度测量，可用脱气装置，将溶解和游离于水中的氡气引导出来，再采用主动式或连续式瞬时测氡方法。对于氡个人剂量监测，可采用主动式或被动式测氡方法。对工作场所实时监测时，要随身佩戴氡个人剂量计。个人主动式氡剂量计一般由抽气泵和采样头组成，抽气泵采取接近鼻部的空气，采样头内装有过滤膜和 α 射线探测器，实现对工作场所空气氡浓度测量和剂量估算；个人被动式氡剂量计是在扩散小室内安置固体核径迹探测器，记录氡及其子体衰变产物发射的 α 粒子注量率，进而实现对氡个人剂量的监测。

三、氡有害人体健康也有"剂量"之分

通常情况下，氡从地下、地表和建筑物逸出后进入大气中。如果氡逸出后进入的空间有人居住，氡可能会对人体健康产生不利影响。当然对人体的健康影响和危害，既要分析该空间内氡浓度的大小，也要看人体和氡气接触时间的长短。只有氡暴露量达到一定程度时，才可能诱发肺癌等疾病。氡致肺癌是有一定的诱发前提条件，绝不是人体一接触到氡就诱发肺癌。因此，我们决不能一听到氡就色变。这就是大家常说的氡危害也是有"剂量"问题，如毒药一样，虽然毒药能毒死人，但也有毒药的剂量大小之分。

四、氡是可防可控的气体

氡对人体健康的危害问题应值得高度重视，但我们应有科学的"视氡"态度。虽然氡是无处不在，无时不有，但氡是可以防控的放射性气体。虽然很多人在此之前没有听说过氡，包括"室内氡""矿山氡""工程氡"，甚至是"大棚氡"，但现在你看到这本科普书时，请不要对"氡"大惊小怪，更不要过于担心，要用正确的态度

认识“氡”和对待“氡”。首先，自己对氡应做到心中有数，在头脑中要有氡的防控意识，掌握氡的防控方法，特别要养成经常开窗通风的好习惯，要了解通风换气就能极大减少氡对人体健康的不利影响。我们撰写该科普材料的目的就是让公众熟知：在装修房屋时要注意科学选材，尽量选择含镭较低且符合国家标准的建筑建材；在室内居住和工作的同时，注意要常通风换气，有条件的家庭和单位可以在房间内放置除氡装置。只要我们因地制宜地做好氡的个人防护、实施好合理的控氡降氡措施，我们就不用担心氡对健康的辐射危害等问题。

五、通风是克氡的重要措施

需要再次强调一下——通风是最廉价、最有效的防氡和控氡措施。随着我国对建筑建材的严格管理、监管机制的认真落实，以及公众对氡防控意识的提升，加上对控氡降氡技术的创新研发，可以建造更加环保的房屋和设施供大家使用。这样就可极大地降低和控制“室内氡”的浓度。同样地，在矿山资源开采、开挖隧道等过程中，应设计和落实好必备的通风系统，切实做到对“矿山氡”和“工程氡”的防控工作。在大棚内劳作之际不该忽视通风换气，要有对“大棚氡”的防控意识。

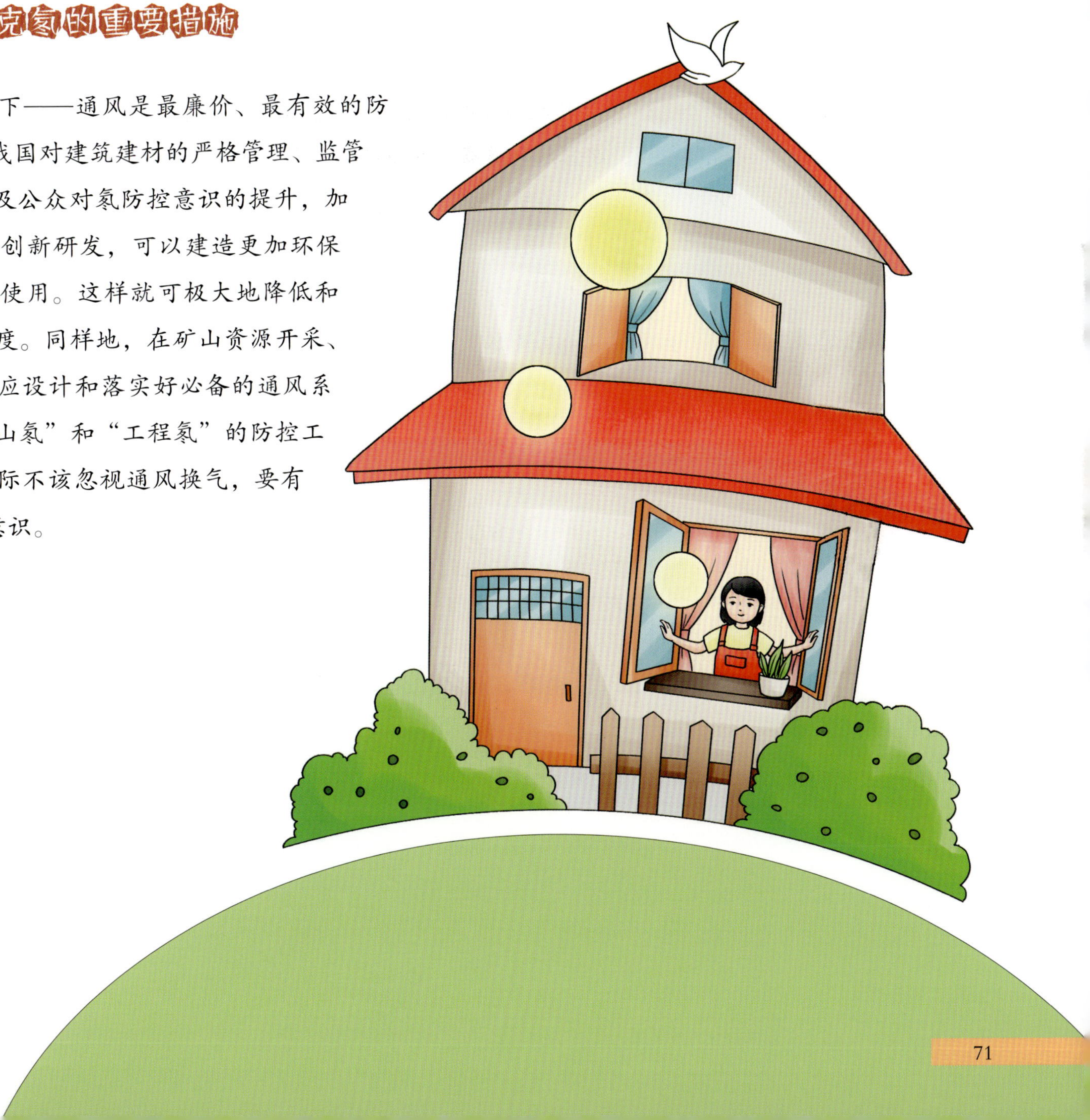

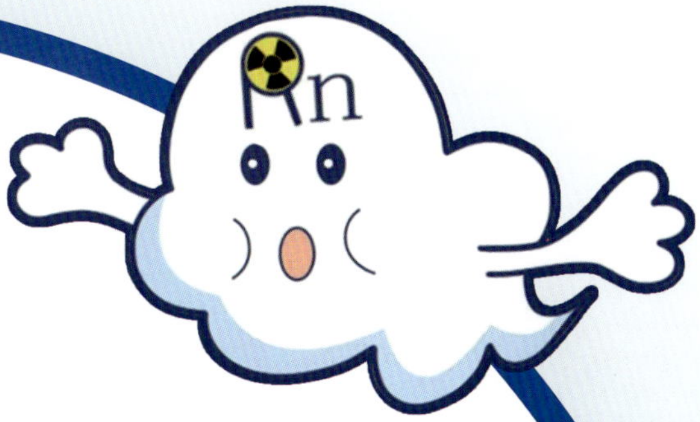

第三部分

专家寄语

在本书的撰写过程中，得到肖德涛教授、尚兵研究员、汤彬教授、葛良全教授、张丰收教授、王南萍教授、孙全富研究员、郭秋菊教授、叶勇军教授、谭延亮教授等辐射防护领域专家的大力支持和专业指导，也得到历史专业教授的审核和指正。在此一并表示感谢！

为了更好地普及与氡有关的科普知识和防控技术，国内专家十分重视此项工作，并在百忙之中给读者一些寄语，希望大家重视对氡的防控工作，让自己和家人的生活更加健康、更加幸福！

下面为国内专家的科普寄语。

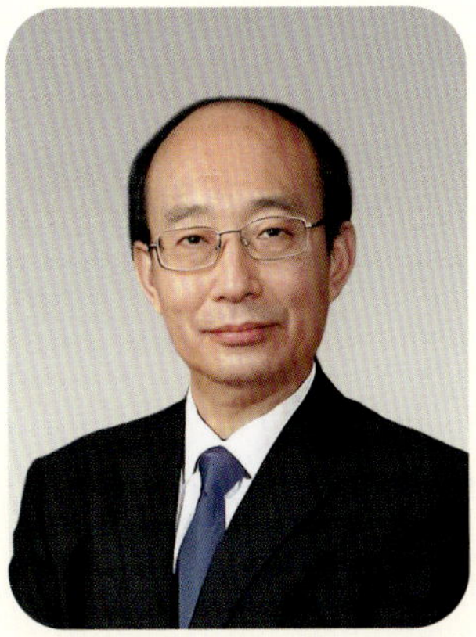

一、孙全富研究员

氡的三种同位素——氡-222（一般说氡，指的就是氡-222）、氡-220（也称钍射气）以及氡-219（也称锕射气），及其短寿命子体，甚至包括某些长寿命子体，是人类电离辐射照射的重要来源之一，是最重要的天然辐射来源。联合国原子辐射效应科学委员会在2024年的报告中将氡-222和氡-220的剂量贡献明确列出，天然辐射的剂量贡献由以前的2.4毫希弗调整为3.0毫希弗。

居室中氡及其短寿命子体是导致一般公众罹患肺癌的首位环境病因。工作场所特别是矿山中的高氡暴露是导致矿工罹患肺癌的重要的职业病危害因素之一。空气当中的其他污染物，如吸烟，会影响氡子体的粒径分布，并与氡健康效应之间存在明显的交互作用。

氡的健康危害控制是公共卫生和放射卫生学工作当中的重要领域之一。我国在氡调查、生物与健康效应研究以及测量设备研发等方面做了大量卓有成效的工作。

热烈祝贺氡科普书籍的出版。让我们继续共同努力，在氡的辐射测量、剂量本土化评价、健康效应研究、暴露水平控制、工程化防护等研究以及成果推广方面，为保护广大公众和氡职业照射工作人员健康做出更大的贡献。

孙全富

中国疾病预防控制中心放射卫生首席专家

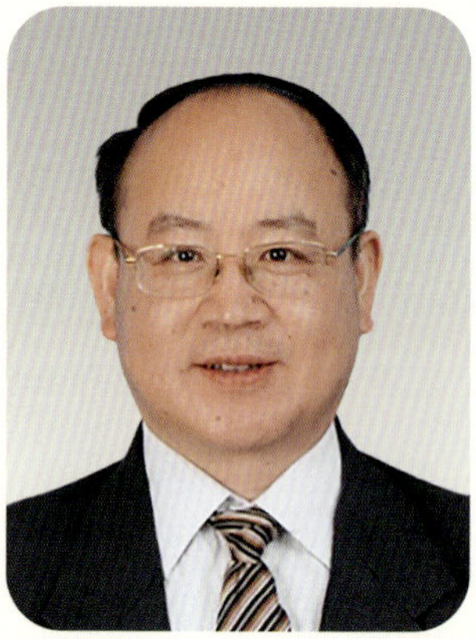

二、张丰收教授

氡是一种天然产生的惰性放射性气体，是天然辐射的重要来源之一。长期以来，我国政府和核科学与技术领域的专家十分重视氡的危害与防护问题，近年来多次组织开展了以香山科学会议为代表的专业学术会议以及科普工作研讨会。这对公众了解氡和增强氡的防控意识具有重要意义。

中国辐射防护学会放射生态分会和中国核学会射线束技术分会自成立以来，组织编写了《氡科学手册》和《放射生态学》。由于这两本书均属于专业书籍，但若进入公众视野其仍有很大的局限性。为了更好地在公众大群体中普及氡科普知识，中国辐射防护学会放射生态分会、中国核学会射线束技术分会连同中国生物物理学会辐射与环境生物物理分会协商并决定：组织国内相关专家学者编写一本氡科普书册，即这本《氡的健康危害与辐射防护》，旨在进一步宣传测氡、防氡和降氡科学常识，帮助提升大家的辐射防护素养和防氡意识，希望大家都从自身做起，多注意环境中氡的健康影响与危害等问题。

对于氡，我们既不能夸大其危害，不要过于担心和畏惧，更不能对氡视而不见。要以科学的态度正确对待工作和居住环境中的氡。

张丰收

射线束技术教育部重点实验室主任

中国核学会射线束技术分会理事长

中国辐射防护学会放射生态分会理事长

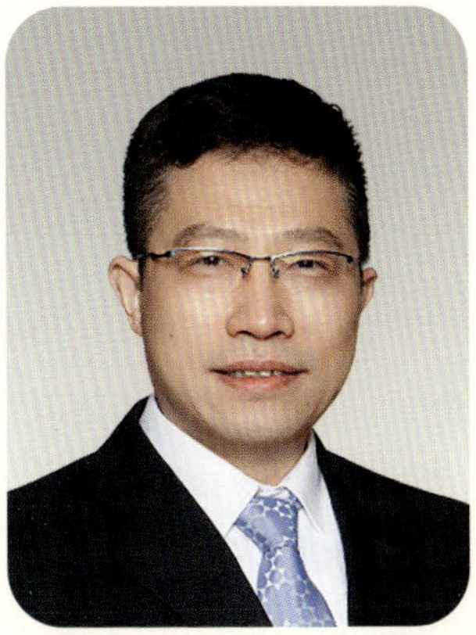

三、邵春林教授

氡是环境低剂量辐射的一个主要来源，氡危害的科普教育是连接科学认知与健康实践的关键桥梁，其意义不仅在于个体防护，更在于推动政策优化、技术革新和社会资源的合理配置，最终实现健康效益与经济可持续发展的平衡。公众通过《氡的健康危害与辐射防护》这样的科普作品，可加深对氡的认识，共同构筑低氡安全环境。

复旦大学放射医学研究所所长

中国生物物理学会环境与辐射生物物理分会会长

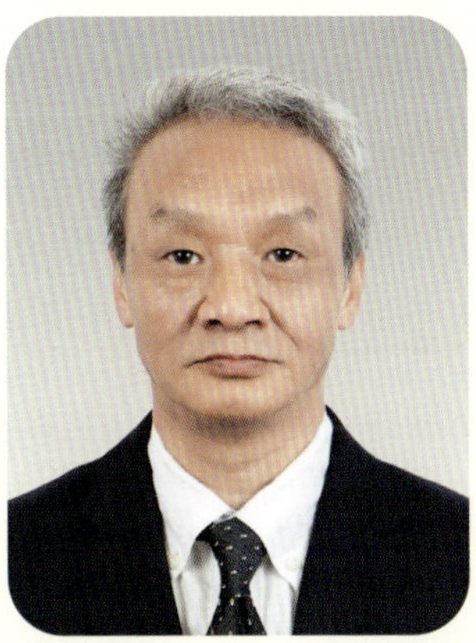

四、汤彬教授

氡作为天然放射性气体，既是环境辐射本底的主要来源，更是地球系统的示踪密钥。本书立足其双重属性，系统阐释了氡的放射特性及其健康效应机制，同时揭示了它作为放射性示踪剂在铀矿勘查、地热勘探等方面的独特应用价值。通过构建“测、防、控”认知体系，既破除了公众对低浓度氡的认识误区，更展现了其在环境科学和地球科学中的工具价值，为自然资源开发和辐射安全提供了双向科学指引。

东华理工大学原副校长

核资源与环境国家重点实验室主任

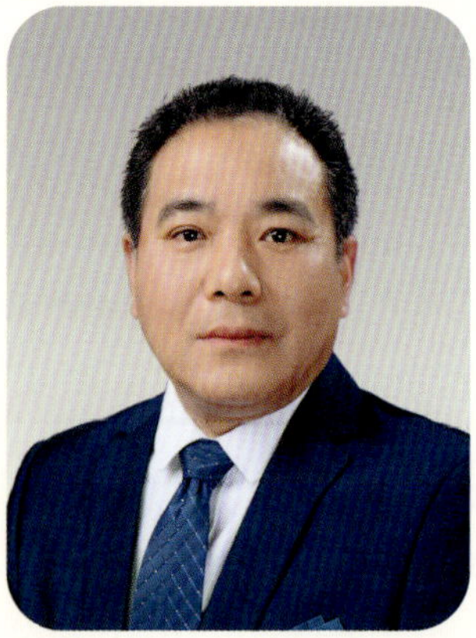

五、葛良全教授

氡是放射性铀和钍元素的核衰变产物，源于地壳岩石与土壤，其无色无味的特性虽然令人难以察觉，但悄然存在于人们工作与生活的每个空间，成为潜藏的健康威胁。然而，恐惧并非解决之道。科学认知与理性防控才是关键：氡虽有害，却可测、可防、可控。本书以平实视角解析氡的本质，既警示风险，又传递信心——只要掌握防控要诀，便能与氡“和平共处”。让我们以科学为盾，趋利避害，守护健康。

成都理工大学核技术与自动化工程学院原院长
四川省地学核技术重点实验室副主任

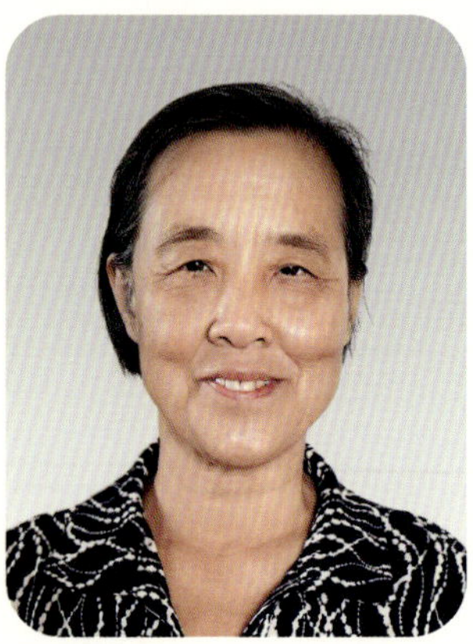

六、尚兵研究员

氡是室内重要污染物，主要来自土壤、地下水和建筑材料。由于氡是没有颜色和气味的单原子惰性气体，具有很强的隐蔽性。室内氡的治理也很简单，只要开窗通风就可以将聚集的氡气驱逐到室外，降低到与自然本底接近的安全水平。由于土壤和建材中氡的母体核素镭的半衰期很长，室内氡被驱逐后，还会产生新的氡气。因此，要养成良好的通风习惯，每天坚持开窗十分钟到半小时，就可以打破镭与氡建立的平衡，把危害人体健康的氡气降低到安全的水平。

中国疾病预防控制中心辐射防护与
核安全医学所氡研究组原负责人

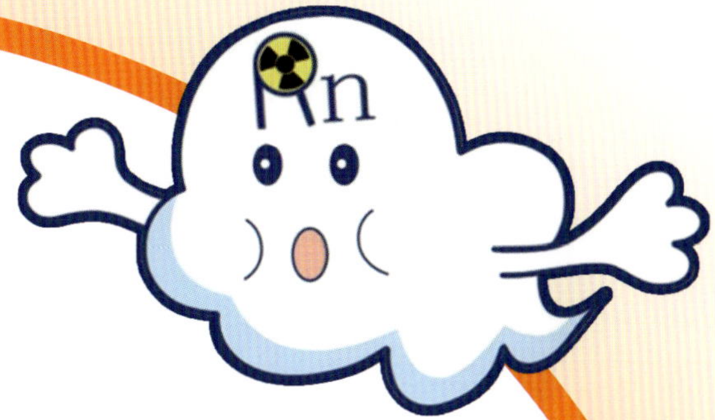

第四部分

氡的卡通形象

为了更好地传播氡的防控知识，让更多的公众了解氡，唐小哲副研究员最早提出设计氡卡通形象的想法，得到丁库克研究员等人的一致赞同。2022 年张宇等人绘出初稿，后来征求国内一些同行的修改意见，其中成都理工大学王广西教授建议在图案上加入放射性标识。其建议得到大家的一致认可。最终成稿的氡卡通形象如图 10 所示，丁库克研究员将其命名为“叮咚”，以此寓意氡气像泉水一样会从土壤、岩石等环境和物质中自主地冒出，此外，“咚”与“氡”同音，也利于公众记住氡卡通形象的这一名称。

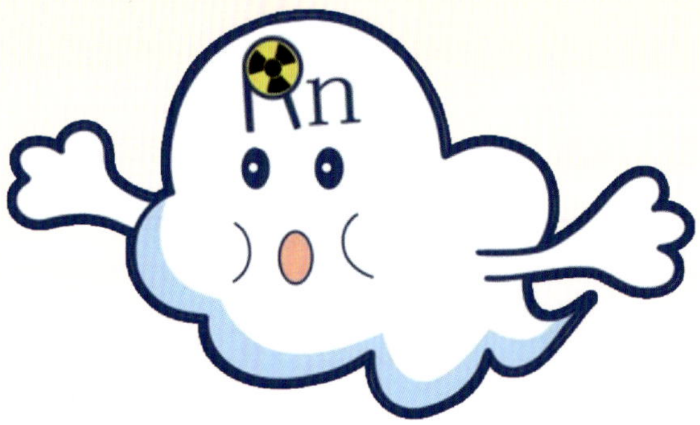

图 10 氡的卡通形象（被命名为“叮咚”）

此形象以白云为灵感，隐喻无色无味的氡气，其飘浮之态契合氡气的气体属性。卡通形象“叮咚”额头上醒目处的“Rn”，即为氡的元素符号，精确锚定主题。元素符号内融入辐射标识，简洁有力地揭示氡气的辐射特性。

对于该卡通人物形象，在整体设计上比较简明直观，实现科学属性与创意表达的深度融合，便于人们快速识别和理解这形象所代表的放射性气体氡，也有利于公众更好地了解氡、关注氡、防控氡和利用氡，在实际生活和工作中趋利避害，造福社会和家庭。

第五部分

后　记

在2020年召开与氡有关的两次香山科学会议之后，根据中国辐射防护学会放射生态分会、中国生物物理学会辐射与环境生物物理分会领导张丰收教授与邵春林教授等专家提议，拟定在今后五年内由我牵头并组织有关专家撰写一本与氡相关的科普书。在其后两年中，国内多地先后暴发了新冠病毒感染疫情，使得氡科普撰写工作一直未启动。

到了2023年，在张丰收、肖德涛和邵春林三位教授的关心下，我们多次请教国内辐射防护知名专家（如王南萍教授、叶勇军教授、孙全富研究员、肖德涛教授、张丰收教授、邵春林教授、尚兵研究员、汤彬教授、张永贵高级工程师、郭秋菊教授、葛良全教授等），并在他们的专业指导下，也得到了许多同行的大力支持（如张鸿燕、耿亚鑫、郇立军、刘瑶、林琳、赵晨杉、蒋晋生、马永忠、王岚、王鑫、王广西、孟庆琳、王玉文、李小虎、毋跃文、王芬、苏林梁、郑刘根、邝仕壮、张雄杰、武云云等），以及我的博士生丁立新与刘淑媛等人的积极参与，此外，山东历史教师颜廷全参加了本书的编写与审稿工作。经过大家的共同努力，终在2023年9月9日晚上完成本书的文字撰写工作。

从2023年10月至今，共召集15次线上和线下审稿会与修稿会，邀请历史和考古等专家对本书内容进行了审查，他们均给出了宝贵的修改意见。肖德涛教授既为本书作序，也参与了撰写工作。此外，孙全富研究员、张丰收理事长、邵春林会长、汤彬教授、葛良全教授、尚兵研究员为本书撰写寄语。张宇等人为本书绘图。在此，对上述所有为本书辛勤付出的各位编者、审稿专家、专业顾问等表达衷心的感谢！

由于我们水平有限，书中难免会有不妥或错误之处，敬请广大读者不吝批评指正！在氡的问题上，我们既不能轻视，也不要过度担心，需要摆正态度，认真对待。最后，真心希望广大儿童青少年能从小树立防氡和控氡意识，也期待本书对大家的健康有所帮助！

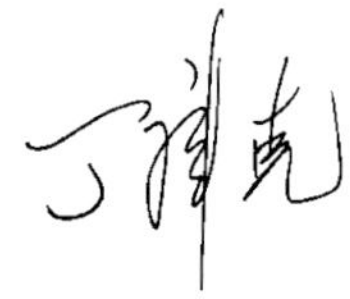

2025年9月